DR. CLÁUDIO AMBRÓSIO

E SE VOCÊ VIVER MAIS DE 100 ANOS?

Gente
editora

Diretora
Rosely Boschini

Gerente Editorial
Rosângela Barbosa

Editora Assistente
Audrya de Oliveira

Controle de Produção
Fábio Esteves

Preparação
Leonardo do Carmo

Projeto Gráfico e Diagramação
Juliana Ida

Revisão
Andréa Bruno

Capa
Rafael Brum

Impressão
Loyola

CARO LEITOR,

Queremos saber sua opinião sobre nossos livros.
Após a leitura, curta-nos no facebook/editoragentebr, siga-nos no Twitter @EditoraGente e no Instagram @editoragente e visite-nos no site www.editoragente.com.br.
Cadastre-se e contribua com sugestões, críticas ou elogios.
Boa leitura!

Rua Wisard, 305 – sala 53, São Paulo, SP – CEP 05434-080
Telefone: (11) 3670-2500
Site: www.editoragente.com.br
E-mail: gente@editoragente.com.br

Dados Internacionais de Catalogação na Publicação (CIP)
Angélica Ilacqua CRB-8/7057

Ambrósio, Cláudio
E se você viver mais de 100 anos? : o que a ciência traz de novo para você e sua família em saúde, longevidade e estética / Dr. Cláudio Ambrósio. – São Paulo: Editora Gente, 2019.
208 p.

ISBN 978-85-454-0363-6

1. Longevidade 2. Envelhecimento 3. Envelhecimento - Prevenção 4. Saúde 5. Estética I. Título

19-1911 CDD 612.68

Índice para catálogo sistemático:
1. Envelhecimento - Saúde

Dedicatória

À minha mãe, Geny Ambrósio, que assumiu o papel paterno quando perdi meu pai aos 13 anos. Sem a força e o estímulo diário dessa matriarca, eu não teria me graduado médico.

Para meu pai, Armando Ambrósio (*in memoriam*).

Para Cassiana, esposa, mãe e parceira: suave presença, com quem eu viveria muito mais do que 100 anos.

Para meus pacientes de hoje e de amanhã: que o futuro venha encontrá-los com muito mais saúde, vitalidade e entusiasmo de viver, ao longo de muitas décadas.

E finalmente, mas não menos importante, sou grato aos dois menininhos incríveis que Deus colocou em minha vida e fez com que eu me tornasse uma pessoa melhor, Claudinho e Lorenzo, filhos que foram a fonte da minha inspiração para este livro, quando vislumbrei neles a geração dos futuros centenários.

Deo Gratias

Agradecimentos

Quero agradecer a todos que me proporcionaram meios de aprender, desde a Escola Silveira Brum até a Escola São Paulo, onde estudei toda minha infância e adolescência, em Muriaé. À Escola Tamaqua Area High School, onde concluí o segundo grau, na Pensilvânia, Estados Unidos, e aos colegas médicos e às escolas por onde passei durante minha carreira (Brasil, Alemanha, Estados Unidos, Romênia etc.). Não poderia deixar de citar o meu irmão Romário Ambrósio (*in memoriam*) que junto de minha Mãe foi meu mentor enquanto em vida, assim como meus irmãos Herminia, Armando Filho e Fernando.

Sou igualmente agradecido às pessoas que me acompanham em meu percurso como inventor de equipamentos médicos, assim como a todos que vêm auxiliando a cada etapa desta jornada.

Sumário

INTRODUÇÃO

Este não é um livro técnico ou científico. Encaixa-se na classificação *divulgação científica*, na qual estão as publicações que têm como objetivo a difusão do conhecimento científico para público não especializado. A divulgação científica tem um papel muito importante, reconhecido mundialmente, para o desenvolvimento da ciência. Ela dá conhecimento das ideias e pesquisas da ciência à população em geral e, ao mesmo tempo, entusiasma e estimula jovens talentos a se voltar para o campo científico.

Escrevi este livro com essa mesma filosofia em mente. Mas, como sou médico e meu tema aqui é a medicina e seu futuro próximo, minha motivação maior é fazer com que meus leitores e leitoras, uma vez conscientizados desses novos rumos que as ciências da saúde e a tecnologia da informação estão trilhando juntas, possam se preparar para desfrutar dessas novas possibilidades.

A investigação científica e a indústria de equipamentos já colocam nas mãos de médicos e pacientes verdadeiros prodígios como os da nanotecnologia, das células-tronco, da telemedicina, da inteligência artificial e da robótica. Conhecimentos avançados nas áreas de genética, metabolismo, hormônios e formas farmacêuticas e métodos sofisticados de exames e diagnóstico seguem revolucionando, no dia a dia, as práticas médicas e farmacêuticas.

E a extrapolação dessas tendências para um futuro muito próximo, dentro de um horizonte de mais 25 anos, faz antever prodígios ainda maiores, coisas que hoje podem parecer somente ficção científica. Mas, se você voltar apenas 25 anos no tempo, ao início dos anos 1990, vai constatar que, num mundo sem internet de alta velocidade interligando tudo, sem smartphones e sem livros digitais, a maior parte do que estamos apresentando neste trabalho, como técnicas e equipamentos já em uso hoje, parecia ao público leigo apenas sonho e deliciosas peças imaginárias de ficção científica.

As ciências da saúde seguem cumprindo sua missão de salvar, melhorar e prolongar vidas. Os profissionais da pesquisa nessas áreas fizeram seu dever de casa e, já neste começo de século XXI, nos acenam com a possibilidade de as pessoas viverem 100 anos ou mais, como mostro nos primeiros capítulos do livro. Esta realidade foi outro grande motivador para me levar a escrever este trabalho.

Sim, porque, se um número cada vez maior de pessoas chegar e até ultrapassar o patamar dos 100 anos, isso pode ser maravilhoso ou pode ser terrível. Num mundo em que vai ser cada vez mais difícil morrer de causas naturais, ou você aprende a preservar sua saúde e condições orgânicas otimizadas, você vai ser uma pessoa velha, possivelmente adoentada, durante vários anos.

Como eu disse, a ciência fez e segue fazendo a sua parte e a medicina está apta a proporcionar essas melhores condições de preservação da saúde e da vitalidade durante esse mais longo tempo de vida que se aproxima – desde que a pessoa faça sua parte e perceba que a responsabilidade pela autopreservação e pela qualidade de vida orgânica que precisa manter é toda sua.

Isso implica basicamente *conhecimento*. E, com a finalidade de proporcionar esse conhecimento, essa informação sobre o que existe e existirá em breve, no campo das ciências da saúde, para ajudar as pessoas a não se tornar velhas e doentes precocemente, entrego este livro em suas mãos neste momento.

Não o escrevi em busca de vãs glórias fáceis. Usei uma quantidade incrível de tempo para dar a meu leitor leigo o conhecimento dos avanços atuais e futuros da medicina. Somente isso.

Não fiz um livro técnico, não visei à formação de profissional da saúde, embora este texto possa ser motivador para estudantes em geral. E, embora seja detentor de patentes internacionais no campo de equipamentos médicos, não citei em momento algum material meu. Escrevi livro respeitando e observando as regras e a ética, de forma a seguir todos os preceitos médicos. O que eu difundi vem das pesquisas e dos trabalhos de outros, disponíveis ao alcance de todos, como mostro nas dezenas de referências e links ao longo de todo o texto texto e, em especial, nas referências bibliográficas (no fim do livro).

Essas referências têm o propósito de citar as origens das informações e, ainda mais, de proporcionar, a quem tiver interesse específico, um caminho para aprofundar sua busca por mais informação. Muitas dessas referências estão em idioma inglês, o idioma universal para a publicação e para a divulgação científicas. Se, eventualmente, você tem mais dificuldade com o idioma, existe hoje a possibilidade de usar tradutores automáticos e de ativar a colocação de legendas nos vídeos do YouTube.

Boa leitura. Espero reencontrá-lo, motivado, no capítulo 15.

DR. CLÁUDIO AMBRÓSIO
Outubro de 2019

capítulo 1

E se você viver 100 anos?

SE VOCÊ VAI SER APANHADO DE SURPRESA PELA LONGA VELHICE E SUAS DOENÇAS, OU SE VAI SER CAPAZ DE ALCANÇAR A PLENITUDE DE UMA LONGA VIDA ADULTA SAUDÁVEL, COMEÇA PELO *CONHECIMENTO*.

No exato momento em que você pensa na resposta a essa pergunta, em todo o mundo, dezenas de milhares de pesquisadores do mais elevado nível, das áreas das ciências, físicas, biológicas e humanas estão conspirando para fazer você viver muito mais anos do que jamais poderia ter imaginado.

E o resultado presente nessas pesquisas e descobertas científicas permite que afirmemos, já no dia de hoje, que:

Quanto mais jovem você for agora, maiores são as suas chances de ultrapassar os 100 anos de vida.

Uma criança nascida nos Estados Unidos em 2014 tem 50% de possibilidades de viver até os 104 anos. Mas, se for nascida no mesmo ano no Japão, ela tem 50% de chance de chegar aos 107 anos. Tal afirmação não é um exercício de futurologia qualquer, mas o resultado de investigações científicas que você pode acompanhar por meio das referências inseridas no fim do livro.

Nos últimos 180 anos, no mundo ocidental mais desenvolvido, a expectativa *média* de vida humana vem crescendo de uma maneira constante à razão de *dois anos e meio a cada década*. Assim, se em 1820 essa expectativa mal chegava aos 40 anos, no ano 2020 ela já estará na casa dos 90 anos em *média*. Na verdade, em torno de 86 anos para os homens e 92 anos para as mulheres.

Mas veja bem que, para um homem morrer aos 86 anos em 2020, ele terá nascido em 1934. Contudo, se ele foi um *baby boomer* (geração nascida no pós Segunda Guerra, até o ano 1965), sua expectativa de vida, num país ocidental desenvolvido (ou nos bolsões ricos dos países em desenvolvimento), já agora se aproxima muito dos 90 anos. Quatro décadas depois, para os da geração Z, aquela dos nascidos no entorno do ano 2000, essa expectativa já toca os 100 anos. Mais duas décadas e os nascidos em 2020 terão mais de 50% de chance de chegar aos 105 anos.

A pergunta seguinte é: em que ano você nasceu?

Pois faça suas contas com base nesse simples e incontestável fator de 2,5 anos por década e você chegará facilmente à conclusão de que uma vida de 90 ou até 100 anos está à sua espreita no horizonte.

Veja no final do capítulo 2 um quadro sobre as faixas de idade e exemplos de cálculos de longevidade.

Isso pode ser muito bom. Ou pode ser um ***pesadelo***. Porque, nas condições atuais, sem que as pessoas e as instituições estejam preparadas, isso pode significar uma extensão da ***velhice*** em mais de 35 anos!

Felizmente, aí é que a ciência entra para fazer mais do que garantir apenas a *duração* da vida, da vida envelhecida. Ela está e estará presente para garantir a *qualidade* dessa vida, para dar meios para que as pessoas possam manter-se saudáveis, produtivas, bem relacionadas e felizes por um tempo muito mais longo. Sem mitos de juventude eterna, mas com foco na extensão de uma longa fase de *plenitude* da vida adulta – que é mais longa e enriquecida por diferentes fases de evolução profissional, patrimonial, familiar e afetiva.

É justamente para isso que este livro está sendo escrito: para mostrar a você que a ciência está "aprontando" essa com você e com todos nós. Que ela nos proporcionará maior quantidade de anos de vida e *possibilidade* de mais qualidade de vida.

A medicina avança *pari passu* com essa ciência, valendo-se dos avanços teóricos e experimentais de áreas como a física quântica, a biologia molecular, a nanotecnologia, a inteligência artificial, a robótica, as células-tronco, a genômica, a nutrigenética, a telemedicina, a medicina nuclear, a internet das coisas, os aplicativos, a farmacologia, a psicologia.

A palavra usada foi *possibilidade* porque, no referente à qualidade dessa vida longa que a ciência nos proporcionará, você e todos nós – temos que fazer a nossa parte, já que a ciência estará fazendo a parte dela. Quanto vamos querer e poder ter acesso ao conhecimento e às práticas que ela nos oferecerá vai responder por alcançarmos ou não essa qualidade de vida.

A LONGEVIDADE EM CONSTRUÇÃO

Se você vai ser apanhado de surpresa pela longa velhice e suas doenças, ou se vai ser capaz de alcançar a plenitude de uma longa vida adulta saudável, isso dependerá de *conhecimento*. Não se pode resolver um problema quando não percebemos sua existência. E a vida de 100 anos pode, sim, ser um *grande* problema para quem dela não tiver conhecimento e não estiver preparado para usar o manancial que a ciência já está oferecendo, capaz de garantir a qualidade de uma longa vida produtiva e emocionalmente equilibrada.

Vamos começar a viagem pelo conhecimento explorando um pouco mais o assunto *longevidade*. Nos capítulos seguintes, detalharemos cada uma das outras áreas que estão proporcionando, desde já, os grandes avanços da ciência médica.

É a hora de todos nós, possíveis centenários, prestarmos atenção à Figura 1.

A LONGEVIDADE EM CONSTRUÇÃO: uma vida de mais de 100 anos para os nascidos no século XXI

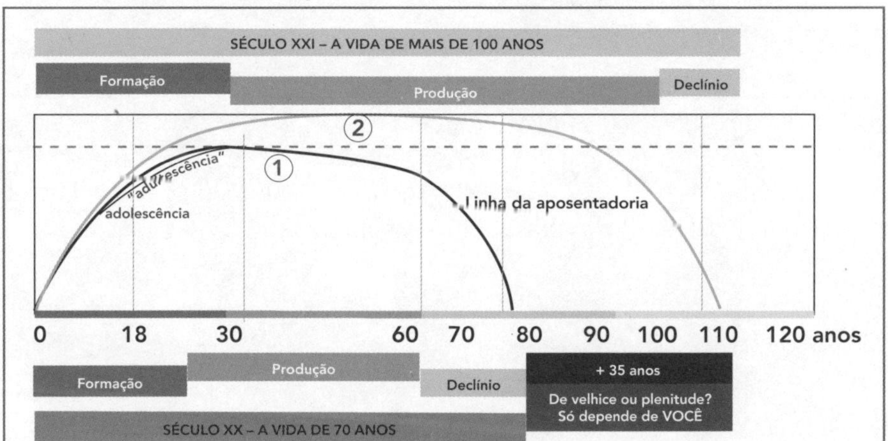

Baseado em: Quanto vivemos? Milton Maciel, 2018

Fig. 1 – A longevidade em construção

O CORPO BEM NUTRIDO E BEM CUIDADO — PELA PRÓPRIA PESSOA, ACIMA DE TUDO — MAIS O ARSENAL INTEIRO DOS NOVOS RECURSOS TECNOLÓGICOS À DISPOSIÇÃO DA MEDICINA, LEVAM O FINAL DA VIDA PARA ALÉM DOS 100 ANOS.

A Figura 1 mostra o cenário atual (curva 1) e o cenário em desenvolvimento (curva 2), com respeito à longevidade e às fases da vida.

A **curva 1** retrata a situação do cenário atual, ao qual estamos acostumados há décadas, com TRÊS fases características: **formação, produção** e **declínio** – ou: **estudo**, **trabalho**, **aposentadoria**. Coteja o tempo de vida com o desempenho de energia física, que atinge o seu apogeu por volta dos 30 anos nesse modelo. A partir daí existe um patamar, seguido de um decréscimo constante de energia até chegar à fase mais aguda do declínio orgânico e do final da vida. Este se dá em algum momento ao redor dos 70 anos.

Nessa curva, na fase de *formação*, há duas subfases assinaladas: a adolescência e a "adultescência".

A adolescência é uma subfase relativamente nova na história da humanidade. Não do ponto de vista físico, é claro, mas do ponto de vista comportamental e econômico, a adolescência não existia até o século XX. Passava-se da infância para a vida adulta num único salto. As crianças trabalhavam desde 8 anos ou menos. Eram tratadas como adultos em miniatura. Durante o século XX, a faixa pós-infância passou a receber um tratamento diferenciado e o trabalho foi proibido até os 16 anos, em benefício do tempo de estudo e formação.

Hoje há uma espécie de sobrevalorização de funções e direitos dessa subfase, a ponto de provocar uma reação por parte do meio acadêmico, que reclama do excesso de liberdades e concessões feitas aos jovens dessa fase, principalmente em detrimento da liberdade conquistada pelas mulheres que acumulam, com o trabalho, a função de mães, conforme demonstrado na tese da escritora e pesquisadora chilena e radicada nos Estados Unidos, Lina Meruane: *Contra os filhos: uma diatribe.*

A existência de uma outra subfase, a "adultescência", é ainda ignorada pela maioria das pessoas, mas acontece já como uma consequência evidente do prolongamento da vida física neste início de século XXI. Ao deixarem a adolescência, os jovens estão procurando cada vez menos se comprometer, assumir a condição de trabalhadores e de chefes de família. Casar e ter filhos é postergado e, sempre que a família dá condições, esses jovens preferem ficar em casa e investir seu tempo e seus recursos em *mais formação:* pós-graduação, doutorado, trocas de emprego e até mesmo de profissão. "Experimentam" com a vida por mais tempo. Os sociólogos a definem como a faixa entre 18 e 30 anos.

Para muitos outros, porém, a fase de trabalho e produção tem que começar muito mais cedo. Aos 18 anos – ou aos 20 e poucos, para quem faz faculdade. Essa fase de produção vai até os 60 ou 65 anos, quando as pessoas se aposentam atualmente. Daí em diante, o declínio físico e familiar costuma ser rápido e, muitas vezes, degradante.

A **curva 2** retrata a grande modificação que a ciência está trazendo para a longevidade humana. É a *vida de 100 anos.* Genômica, vacinação, nutrição e melhora de meio ambiente, devem conduzir a um aprimoramento da condição física, que atingirá um nível mais alto que o da curva 1 e que deve ter seu apogeu agora por volta dos 40-45 anos – idade em que nossas avós eram velhinhas!

O corpo bem nutrido e bem cuidado – pela própria pessoa acima de tudo – mais o arsenal inteiro dos novos recursos tecnológicos à disposição da medicina, levam o final da vida para além dos 100 anos. Por consequência, a fase de produção e trabalho se estende extraordinariamente mais.

E o que já se vê, na prática, é que as pessoas tendem a mudar de carreira, depois de passar muitos anos num determinado ramo. O mesmo vale para os relacionamentos, posto que o conceito de pessoa "velha" vai sendo mandado cada vez mais para a frente. Novos trabalhos, novos estudos, novos casamentos e descasamentos, novas famílias, casas onde podem existir juntas pessoas de quatro gerações diferentes. Bisnetos convivendo com bisavós ainda saudáveis e ativos passará a ser uma coisa corriqueira.

Não é mais a vida de três fases, mas uma vida de múltiplas fases e múltiplas profissões, muito mais interessante e agradável, *desde que você aprenda a preservar sua saúde física e emocional* para curtir essa nova jornada mais longa e mais próspera.

Naturalmente, como mostra a *"linha de aposentadoria"*, esta vai sendo cada vez mais empurrada para perto dos 100 anos também, com o passar das décadas. Porque, diferentemente das pessoas que agora, nessa fase de transição, podem sofrer – e muito – com o aumento do tempo de contribuição e da idade-limite para aposentadoria, na nova sociedade da vida de 100 anos, as pessoas não vão poder nem vão querer parar de produzir antes dos 90 anos. Porque nessa idade, *se elas fizeram a sua parte*, a medicina vai lhes dar todas as condições para que ainda tenham vigor e disposição para viver a vida adulta com *plenitude*.

Como foi dito antes, a ciência faz e fará a sua parte. Resta a nós fazermos a nossa – que começa com o *conhecimento*, razão de ser deste livro em suas mãos agora.

Resumindo:

Você pode viver 100 anos ou mais. Seus filhos ou netos, nem se fala! Portanto, passe a considerar seriamente a possibilidade de virar um velho caquético e cheio de doenças caras por mais de 40 anos ou... prepare-se para usar o maravilhoso manancial de equipamentos, métodos e profissionais que aí estão para fazer a sua vida muito mais longa, mais saudável, mais produtiva, mais próspera e mais feliz. É o que vamos mostrar para você nos capítulos seguintes.

E A GENÉTICA?

A esta altura você pode estar se perguntando: – *E a genética? Não é ela que determina nossa propensão às doenças? Quanto tempo de vida vamos ter e como será a qualidade da nossa vida madura?*

A resposta correta para essa última pergunta é: NÃO. A influência da genética, que se acreditava completamente dominante 15 anos atrás, revela-se hoje muito menor do que antes. Menos de 10%, por exemplo, dos casos de câncer de mama têm origem hereditária. Mais de 90% são associados a mutações genéticas não-hereditárias, pois estão ligadas a fatores de estilo de vida, ambientais e reprodutivos, segundo o NIH-Genetics Home Reference. Entre os primeiros conta o sedentarismo, a obesidade, alimentação desequilibrada, o consumo de bebidas alcoólicas e o tabagismo.

Os fatores ambientais são hoje mais ameaçadores, pois há uma carga crescente de poluentes perigosos, de origem industrial e

PREPARE-SE PARA USAR O MARAVILHOSO MANANCIAL DE EQUIPAMENTOS, MÉTODOS E PROFISSIONAIS QUE AÍ ESTÃO PARA FAZER A SUA VIDA MUITO MAIS LONGA, MAIS SAUDÁVEL, MAIS PRODUTIVA, MAIS PRÓSPERA E MAIS FELIZ.

agrícola, que contaminam a água e os alimentos *in natura* e processados. Muitos desses poluentes são moléculas sintéticas que nunca existiram na natureza e acabam confundindo o organismo, que detecta hormônios, por exemplo. Algumas dessas substâncias, ingeridas durante a gravidez, atravessam a barreira da placenta e podem, por exemplo, predispor a menina em gestação ao desenvolvimento de câncer de mama extremamente prematuro na adolescência. Já os fatores reprodutivos têm a ver com o tempo, muito variável, em que uma mulher fica exposta ao próprio estrógeno, ou seja, a duração do seu período fértil, que vai da menarca à menopausa.

Experimentos feitos com gêmeos univitelinos – portanto de mesmo substrato genético – submetidos durante vários anos a diferentes estilos de vida mostraram que o gêmeo que se exercitava regularmente e tinha alimentação mais saudável desenvolveu mais massa cinzenta no cérebro e tinham menos gordura e mais equilíbrio de açúcares no corpo. Já o gêmeo que foi mantido de propósito no sedentarismo e com uma alimentação descontrolada começava a desenvolver condições de síndrome metabólica.

Outras pesquisas têm demonstrado quanto as dietas desequilibradas atuais têm contribuído para diabetes e doenças cardiovasculares. Nos Estados Unidos, os cientistas estão atribuindo cerca de 50% de todas as mortes por moléstias cardiovasculares à dieta típica norte-americana. Segundo a Organização Mundial da Saúde (OMS), as doenças cardiovasculares são as que mais matam no mundo, com um pouco mais de 30% de todas as mortes.

Ora, nada disso tem a ver com genética, mas, sim, com estilo de vida.

capítulo 2

Longevidade no Brasil

O SEU CORPO VAI, COM TODA CERTEZA, MUDAR COM O PASSAR DOS ANOS. ELE ENVELHECE COM MAIOR OU MENOR CELERIDADE – DEPENDE DE VOCÊ.

UM BÔNUS BRASILEIRO: CONHEÇA WALTER ORTHMANN

Você consegue pensar num homem trabalhando há ***81 anos no mesmo emprego***? Um homem que se tornou o recordista mundial e por isso foi parar no *Guinness World Record*?

Pois esse homem existe e segue trabalhando firme em seu posto de gerente e consultor de vendas de uma indústria, todos os dias, das 8 da manhã às 5 da tarde. ***Walther Orthmann*** é natural de Brusque, Santa Catarina, e desde os 16 anos trabalha na indústria têxtil RenauxView, da mesma cidade. Neste ano de 2019 ele faz 97 anos.

Seu contrato de trabalho, assinado pela primeira vez em 17 de janeiro de 1938, segue o mesmo até hoje, sendo prorrogado de tempos em tempos. Sua vigência agora vai até 2021, ano em que Orthmann chegará aos 99 anos.

Walter recebeu salários em nove moedas diferentes e viu 18 zeros serem cortados dessas moedas por causa da inflação. Em agosto de 2018, foi homenageado pelo Superior Tribunal do Trabalho com a medalha da Ordem do Mérito Judiciário do Trabalho e foi recebido pelo então presidente, Temer. Voltou de Brasília para Brusque no mesmo dia. A causa: não queria perder mais um dia de trabalho!

Casou, teve três filhos, ficou viúvo. Tornou a casar aos 50 anos e teve mais três filhos. Sua esposa, Lucia Helena, 30 anos mais moça que ele, afirma: "O Walter merece tudo isso, porque sempre foi muito trabalhador. Ele não tem preguiça, todo dia levanta cedo, faz 40 minutos de exercício, toma café e vai trabalhar". (Na verdade ele não toma café, que prefere substituir pelo chá de camomila.)

O próprio Walter declara: "Sempre pratiquei esportes. Quando jovem, jogava basquete, vôlei, boliche, fazia ginástica em aparelhos. Mesmo hoje, faço 40 minutos de exercícios e alongamentos todos os dias, sou muito disciplinado. Tenho uma alimentação saudável, bebo dois litros de água diariamente, nunca fumei, não bebo refrigerante, há 30 anos e evito sal e açúcar. Respeito todas as pessoas, tenho amizade com todo mundo. Lá no trabalho, eu tenho uma família. O trabalho nos dá dignidade, trabalhar é saúde". E acrescenta: "O principal é saber viver. Não ficar zangado por qualquer coisa, estar sempre alegre. E tomar muita água, que carro sem gasolina não vai".

A proeza de Walter foi tão grande que ele acabou virando livro em 2018: *Walter Orthmann, um homem único*, de autoria do escritor Saulo Adami. Seu editor e colega de trabalho na RenauxView, Roberto Sander, diz: *"O Walter vive dizendo que não faz planos, que foca no aqui e no agora. Mas ele se reinventa todos os dias. A ideia dele é simplesmente acordar e se dispor para o dia".*

Eis aí um bônus de verdade, para fechar este capítulo com chave de ouro. Por quê? Porque Walter Orthmann nos mostra que é possível viver bem até a casa dos 100 anos e, muito melhor, nos **ensinou** como fazer para chegar lá. Aposentou-se aos 40 anos de trabalho, tinha 58. Não parou, seguiu trabalhando, encarou um segundo casamento, mais filhos, trabalhou outros 40 anos, ganhou uma comenda federal. E segue trabalhando. Que energia e disposição! O homem é um dínamo. E mostra, com as próprias palavras, o que fazer para ser como ele:

- Levantar cedo;
- Praticar esportes ou exercícios;
- Trabalhar com paixão;
- Ter alimentação regrada;
- Beber muita água;

- Não fumar nem beber;
- Não beber refrigerante;
- Ter cuidados com sal e açúcar;
- Não se zangar à toa;
- Ter bom humor e muita alegria;
- Saber divertir-se e ter amigos;
- Amar! Se um amor acabar buscar outro;
- Ter uma família;
- Concentrar-se no aqui e agora – não no passado ou no futuro;
- Reinventar-se constantemente – que é o segredo para não *ser* velho.

Esta última expressão precisa ser comentada porque o seu corpo vai, com toda certeza, mudar com o passar dos anos. Ele envelhece com maior ou menor celeridade – depende de você. Mas você não envelhecerá se fizer como o Walter. Seu corpo envelhecerá. Seu corpo! Mas seu corpo não é você. Você é uma mente. Então o Walter tem a condecoração da Justiça do Trabalho, a condecoração que é o *Guinness* e a condecoração que o Tempo lhe deu: suas rugas de quase centenário. Mas a mente que está usando esse corpo é a mesma do menino de 16 anos, apenas muito mais aperfeiçoada e experiente. Mas continua ***comandando*** o corpo. E, por isso, o Walter tem a incrível saúde e a total lucidez que falta à maioria dos anciãos.

Gratidão a Walther Orthmann, porque ele nos mostrar o caminho certo e nos indica o que devemos fazer para encarar a VIDA DE 100 ANOS – enquanto ainda é tempo.

Como calcular sua possível longevidade (em função do ano em que você nasceu)

Tome como referência a possibilidade de quem nasceu em 1960 já poder chegar aos 90 anos. Então, se você nasceu em 1975, por exemplo, faça uma conta simples: 1975 – 1960 = 15 anos = 1,5 década. Como a taxa de longevidade cresce a 2,5 anos por década, basta multiplicar esse número por 1,5 – o que dá 3,75 anos – ou seja, 3 anos e 9 meses, os quais devem ser somados a 90 anos. Assim, sua possibilidade de chegar à beira dos 94 anos é bastante plausível.

O TRABALHO NOS DÁ DIGNIDADE, TRABALHAR É SAÚDE.

Já a criança nascida em 2010, 5 décadas depois de 1960, pode contar com uma possibilidade de chegar aos 102,5 anos em média. (90 + 5 x 2,5 anos)

E o nascido neste 2019 emplacará os 109 com relativa facilidade.

As gerações e seus nomes

NOME	NASCIDOS EM
Baby boomers	1945-1965 [Ou geração, de *boom* (= explosão) do número de nascimentos de bebês após a Segunda Guerra Mundial]
Geração X	1965-1980
Geração Y	1980-1995 (os *millennials*)
Geração Z	1995-2001
I-generation	2001 em diante

As letras e faixas de anos foram escolhidas um tanto aleatoriamente, seguindo-se a sequência alfabética lógica x, y, z. Com o fim da sequência, o limite superior da geração Z ainda está indefinido, mas supostamente será considerado 2020.

Já a I-generation vem de *internet generation*, geração internet, referindo-se à primeira geração humana que pôde contar com internet de alta velocidade e smartphones desde o seu nascimento, sendo, portanto, a primeira geração conectada o tempo todo.

capítulo 3

Não envelheça antes do tempo

POR SUA FORMA DE VIDA, COM ALIMENTAÇÃO INADEQUADA E EXCESSIVA, HÁBITOS SEDENTÁRIOS E, INÚMERAS VEZES, SOMANDO A ISSO O CONSUMO DE ÁLCOOL E TABACO, AS PESSOAS DESTROEM SUA SAÚDE E PROVOCAM O ENVELHECIMENTO PREMATURO DO SEU ORGANISMO.

Agora você já sabe que existe uma expectativa, fortemente embasada pela ciência, de que nós vamos viver cada vez mais e ultrapassar o limiar dos 100 anos. E que essa expectativa é tão maior quanto mais jovem você for. Então deixe eu lhe dizer que esta foi a causa dominante que me levou a escrever este livro: a minha preocupação com a *sua* saúde pelas próximas décadas de sua extraordinariamente longa vida. Como médico, eu não quero que você envelheça antes do tempo.

Sim, porque uma pergunta se impõe: para quem pode viver além dos 100 anos, quando é o momento de envelhecer?

Aproveite e responda a esta outra: o que é uma pessoa velha *para você*? Ou, para você, uma pessoa é velha a partir de que idade?

Lembre-se de Walter Orthmann. Ele é velho externamente, mas internamente é bem mais moço do que muita gente que você conhece, não é verdade? Aproxima-se dos 100 anos em plena produção profissional. Oscar Niemeyer, o célebre arquiteto que projetou os prédios mais importantes de Brasília, fez como Walter até os 103 anos, indo trabalhar diariamente no seu escritório de arquitetura em Copacabana. Faleceu em 2012, dez dias antes de completar 105 anos.

E você pode ver com facilidade os vídeos dos shows dos quase oitentões Mick Jagger e Paul McCartney, desempenhando no palco por cerca de duas horas ou mais, com uma vivacidade invejada por muita gente jovem. Você conseguiria?

Contudo, se você olhar ao seu redor, vai ver muita gente que tem pouco mais – ou até menos – de 60 anos e... bem, já é uma pessoa velha, organicamente velha. Em outras palavras, deixou-se envelhecer antes do tempo. Subtraia dos 103 anos de Niemeyer os 60 anos dessa pessoa e você vai constatar que infelizmente existe, sim, a horrível possibilidade de uma pessoa tornar-se velha, depois senil, deficiente, incapaz, decrépita, por até 40 anos.

Isso não pode acontecer com você! Mas, se você não se cuidar, não aprender a viver de uma nova maneira, mais saudável e mais inteligente, a marca centenária, que pode ser uma bênção para muitos, pode converter-se nessa pesada ameaça para você.

E é aqui que a ciência vem em seu socorro, propondo-lhe uma nova forma de vida para uma nova era – uma era de extrema longevidade. Uma era na qual o mais importante é *não deixar-se envelhecer antes do tempo*. Para os novos e cada vez mais abundantes centenários, a marca da idade do envelhecimento se afasta cada vez mais daquela que costumava ser o limite máximo da vida poucas décadas atrás, a tal terceira idade, conceitualmente estabelecida pelo limiar dos 60 anos.

Então esta é a nova realidade que as pessoas precisam ser capazes de viver, que ***você*** precisa ser capaz de vivenciar: para quem vai chegar aos 100, 60 anos não é mais idade de envelhecer. E nem 80!

Há toda uma ciência médica que pode proporcionar-lhe condições de ultrapassar esses antigos limites com saúde e higidez. Eu estou escrevendo este livro para que você tome conhecimento dela. Porque, sem dúvida, toda essa autêntica revolução começa pelo conhecimento. Você tem que *saber* que essa ciência existe e tem que *querer* que ela lhe proporcione os paradigmas de nutrição, de comportamento preventivo, de diagnóstico e de tratamento para que você possa aproveitá-la ao máximo e afastar de si esse espectro do envelhecimento precoce.

Sou médico há mais de 25 anos e tenho pós-graduação em endocrinologia e metabolismo. Ao longo desta longa vida profissional, tenho encontrado muitos casos de pacientes que adotam atitudes francamente autodestrutivas, comprometendo seriamente sua saúde, caminhando num sentido que é o exato oposto do que mencionei no parágrafo anterior.

Tive, durante algum tempo, um paciente ainda relativamente jovem, com pouco mais de 40 anos, que sempre insistiu em não encarar sua diabetes descontrolada como a doença séria que ela realmente é. Absteve-se de fazer o tratamento prescrito e continuou a ser vítima das consequências da moléstia: impotência sexual, baixa resistência muscular, dificuldades circulatórias e alterações emocionais decorrentes dessas mesmas limitações. Em outras palavras, era alguém que ostentava condições orgânicas de uma pessoa muito, muito mais velha.

Perdi o contato com ele, mas soube, dois anos depois, que veio a falecer por complicações cardíacas consequentes à progressiva degradação de seu quadro.

Outro paciente mostrou-se de início bastante recalcitrante em seguir a orientação médica para controlar excesso de peso, colesterol e triglicerídeos, que tinha muito elevados. Como esses desequilíbrios geralmente não apresentam sintomas incômodos, a pessoa tende a não dar importância a seu quadro clínico, o qual vai piorando aos poucos. Felizmente, nesse caso, o paciente mudou de atitude e aceitou, por fim, submeter-se ao tratamento correto. Como consequência, em poucos meses, usando medicamentos, fazendo exercícios físicos, mudando sua alimentação e outros hábitos, ele conseguiu controlar seus parâmetros desregulados e perder o excesso de peso que carregava havia muitos anos. Para ele foi um verdadeiro renascimento, foi atingir uma nova oportunidade de vida saudável e produtiva, coisa que o ex-paciente do primeiro caso não conseguiu para si.

Citei esses dois casos – assim como poderia ter citado muitos outros similares – porque eram homens ainda jovens, mas que já começavam a mostrar sinais evidentes de um envelhecimento que acontece antes do tempo.

Infelizmente, esse é um problema muito comum que nós, médicos, encontramos na rotina diária de nossos consultórios. Por sua forma de vida, com alimentação inadequada e excessiva, hábitos sedentários e, inúmeras vezes, o consumo de álcool e tabaco, as pessoas destroem sua saúde e provocam o envelhecimento prematuro do seu organismo.

O ENVELHECIMENTO EXTERNO PODE SER DISFARÇADO COM PLÁSTICAS E TINTURA DE CABELO; O ENVELHECIMENTO INTERNO NÃO.

Isso é algo que me mantém constantemente preocupado, porque, sabendo que a ciência joga com o tempo a nosso favor e que essas mesmas pessoas têm possibilidade concreta de chegar aos 100 anos de vida, vê-las trilhar de maneira errônea o caminho do envelhecimento precoce é literalmente apavorante.

Esses dois pacientes que citei não estão sozinhos no exercício dos comportamentos autodestrutivos que minam a saúde. Muito pelo contrário, eu diria que a maioria das pessoas tende a seguir, de maneira insistente, esse mesmo estilo de vida. Para exemplificar, usando um sintoma exterior que qualquer um pode constatar com o simples olhar, basta considerar que uma enorme proporção da população brasileira tem excesso de peso ou obesidade.

Ou seja, grande parte da população ainda trilha o caminho contrário ao que a ciência médica propõe. Esta lhe oferece novos métodos de prevenção, diagnóstico e tratamento, que prolongam cada vez mais a vida humana. Contudo, as pessoas insistem em seguir um estilo de vida que lhes rouba saúde, vitalidade e juventude, justamente num momento em que a ciência não quer deixar que elas vivam menos de 100 anos.

Ora, se um homem de 40 anos está construindo para si um corpo de um velho de 80, algo está muito errado. Especialmente se estamos entrando em uma época em que ninguém poderá aceitar ser velho aos 80 anos.

E VOCÊ, COMO FICA?

Você está construindo um corpo de velho? Há pouco tempo ou há muito tempo? Sabe, os cabelos podem ser pintados e as rugas podem ser corrigidas ou ocultadas, dentro de certos limites. Isso pode disfarçar o envelhecimento externo e não vejo razão para que as pessoas não o façam, se quiserem e se puderem. Contudo, o envelhecimento *interno* não pode ser colorizado ou esticado. Ele tem que ser compreendido e enfrentado de uma forma diferente. De dentro para fora – e não de fora para dentro.

Como? Achando a mítica "Fonte da Juventude"?

Como você já deve ter percebido, sou o Dr. Cláudio Ambrósio e não Juan Ponce de León. Esse espanhol, em 1513, descobriu a Flórida (e deu-lhe esse nome) em busca da famosa fonte da juventude. Quem bebesse de sua água e se banhasse nela, rejuvenesceria e ficaria jovem para sempre. Bela lenda... Mas tudo o que Ponce de León encontrou na Flórida foi uma flecha envenenada dos índios, o que acabou não só com seu sonho de juventude eterna mas também com sua vida.

Já que não sou Ponce de León, não vou prometer a você a juventude eterna. Nem mesmo uma fontezinha, para você beber ao menos um par de goles e recuperar um pouco da juventude. Ao contrário, como médico, vou lhe dizer: *Sim, você vai envelhecer mesmo!*

A ciência médica não diz que vai impedir que isso aconteça. Mas ela está esforçando-se para evitar que isso aconteça *antes do tempo*, que aconteça cedo demais, num mundo onde ela está fazendo de tudo para evitar, também, que você... morra antes do tempo.

Sim, acima de tudo é isso que a medicina vem fazendo desde todo o sempre: lutar para não deixar que você adoeça, para recuperar sua saúde e, sempre que possível... evitar que você morra. Ora, convenhamos, a medicina vem tendo um sucesso cada vez maior nessa luta. Por isso, agora, ela aponta para as pessoas a possibilidade de viverem 100 anos ou mais.

Quanto à "fonte da juventude"... Bem, ela fica por conta de cada um, posto que a ciência médica não a promete, mas, em contrapartida, ensina o caminho da preservação da saúde e da vitalidade, caminho que as pessoas podem seguir... ou não.

Nós acabamos de mostrar que muitas pessoas jovens estão fazendo a luta inversa, isto é, lutam para envelhecer antes do tempo, estão tentando descobrir a antifonte da juventude ou, em palavras mais cruas, a "fonte da velhice".

E como, na outra ponta, a ciência médica estica cada vez mais o tapete da vida para além dos 100 anos, então as pessoas que encontrarem, por causa de seu estilo de vida, essa malfadada "fonte da velhice" vão defrontar-se com o risco de serem velhas – e cada vez mais velhas – durante, quiçá, 40 a 50 anos. Isso não é puro horror?

(A propósito, Ponce de León até que aproveitou a vida, antes de se encontrar com sua flecha envenenada: morreu com 61 anos. Já nosso Estácio de Sá, fundador do Rio de Janeiro, encontrou a sua flecha envenenada quando tinha só 47.)

REVERTENDO O FLUXO

A ciência estende o tapete vermelho da vida para você. Ele tem uma ponta fixa no ponto zero, o dia em que você nasceu. Mas a outra ponta a ciência estica mais e mais, encompridando sempre e cada vez mais esse tapete. Sobre ele você, como postulava a esfinge de Édipo, começa a vida engatinhando, continua andando sobre duas pernas e termina a vida com três, sendo a terceira a proverbial bengala dos velhos.

Pois bem, num tapete que fica cada vez mais longo, você é que vai ter que escolher qual o tamanho do trecho que vai percorrer sobre três pernas – usando uma bengala, que aqui simboliza todas as limitações que a idade avançada costuma impor.

Mas a ciência está aqui para ajudá-lo a não precisar da bengala simbólica. Está aqui para lhe mostrar quais os caminhos certos a percorrer para não envelhecer precocemente num mundo onde 80 anos ainda não vai ser idade para estar velho.

Este livro tem o propósito de mostrar a você que esse caminho existe desde já. Mas, antes de começar a percorrê-lo, quero que você conheça mais uma pessoa incomum.

Olga Kotelko

Olga Kotelko foi considerada *"uma das maiores atletas do mundo"*. Ela bateu 30 recordes mundiais e acumulou mais de 750 medalhas de ouro. Competia em 11 modalidades esportivas diferentes, entre as quais corrida (100, 200 e 400 metros, mais revezamento 4 x 100) e arremesso de peso, de dardo, de martelo e de disco.

Essa canadense foi professora primária até aposentar-se. Então, aos 77 anos, começou a participar de provas de atletismo. E nunca mais deixou de competir e de ganhar. Grande parte dos recordes batidos por ela foi já na categoria 90-95 anos. À época, ela era a corredora em distância mais velha do mundo.

Sempre alegre, disposta, entusiasmada, era um verdadeiro dínamo humano. Foi motivo de diversos estudos acadêmicos, como os do Instituto Neurológico de Montreal e da Universidade McGill. Por exemplo, um estudo, feito quando ela tinha 91 anos, mostrou que sua fibra muscular não apresentava a típica decadência mitocondrial que seria de se esperar numa pessoa com mais de 65 anos.

Em 2014, ano do seu falecimento, causado por um AVC, aos 95 anos, o escritor Bruce Grierson publicou um livro sobre ela, de nome *What Makes Olga Run* (O que faz Olga correr). No mesmo ano a editora Pensamento-Cultrix publicou no Brasil a tradução desse livro, com o nome *Por que Olga não envelhece?*.

Se Walter Orthmann e Oscar Niemeyer são exemplos de longevos de grande capacidade mental, Olga Kotelko é exemplo disso e de muito mais, pois é um modelo de *excelência física* no limiar dos 100 anos. E isso para uma pessoa nascida em 1919!

Agora imagine-se chegando à idade maior de Olga, 95 anos. Como você acha que estarão seu corpo, suas pernas, seu cérebro, sua audição, quando você chegar lá? Não seria ideal que você chegasse no limiar dos 100 com o físico de Olga?

POIS É, A CIÊNCIA DIZ QUE VOCÊ PODE!

Em primeiro lugar, aprendendo a não envelhecer antes do tempo. E você não precisa encontrar uma "fonte da juventude" na Flórida ou em Jacarepaguá. Porque essa fonte você já a possui, só não a encontrou ainda. Ela esteve, o tempo inteiro, *dentro do seu corpo e da sua mente*.

Seu organismo tem recursos extraordinários de resiliência e recuperação. Está propenso a reciclar-se sempre que você o tratar bem, o tratar exatamente da maneira que ele precisa, tal qual seu projeto original, um desenvolvimento de milhões de anos de evolução. Quanto mais você aproximar seu corpo das condições originais de alimentação e esforços físicos que o moldaram e que definiram seu genoma, mais você estará aproximando-se dessa "fonte da juventude" interna que todo corpo tem.

Vamos empreender uma jornada, ao longo deste livro, não em busca da fonte de Ponce de León ou daquela, só aparente, dos efeitos cosméticos. Não, vamos empreender nossa viagem em busca daquela que você sempre teve e ainda tem a seu dispor, dentro do seu próprio organismo.

Nosso primeiro ponto de parada nesta viagem chama-se METABOLISMO.

capítulo 4

Metabolismo

CADA PESSOA É DIFERENTE DAS OUTRAS E CADA ORGANISMO REAGE DE UMA MANEIRA DIFERENTE A UM MESMO TIPO DE NUTRIENTE.

Todo ser humano – ou qualquer organismo, em última análise – é um incrível laboratório vivo no qual ocorrem permanentemente complexas reações químicas, imprescindíveis à sua sobrevivência. Vivemos imersos em um meio exterior, do qual extraímos matéria e energia para conseguirmos manter a vida.

No caso dos humanos, dependemos criticamente de uma faixa muito estreita de temperaturas exteriores para poder sobreviver. Temperaturas abaixo de 0 °C e acima de 40 °C são francamente hostis a nosso organismo, e a vida só pode ser mantida com auxílio de recursos externos, como roupas e aquecimento ou resfriamento artificiais, que vão desde uma pele de animal e uma fogueira do homem das cavernas até os mais sofisticados sistemas de ar condicionado nos prédios e automóveis.

Esse ambiente também precisa nos proporcionar é ar respirável de boa qualidade, água potável em abundância e alimento de qualidade em quantidade suficiente.

Podemos sobreviver algumas dezenas de dias sem alimento, pouco mais que um par de dias sem água e só escassos minutos sem ar.

Na verdade, somos máquinas especializadas em retirar desse ambiente o ar, a água e os nutrientes de que necessitamos diariamente. Uma vez ingeridos, esses nutrientes, junto com a água e o oxigênio do ar, vão nos proporcionar as substâncias e a energia essenciais à manutenção da vida e de suas atividades normais.

O processamento desses materiais dentro do organismo tem o nome genérico de ***metabolismo*** e ele ocorre mediante um enorme número de reações químicas que ora decompõem as matérias mais complexas em substâncias mais simples, ora combinam as substâncias simples em novos materiais mais complexos, necessários para o organismo.

Assim, partir proteínas dos alimentos ingeridos em seus aminoácidos constituintes é um exemplo de um metabolismo de desconstrução ou degradação; combinar diferentes aminoácidos assim obtidos para formar outras proteínas de que o corpo precisa é um exemplo de metabolismo de construção ou síntese.

A esta altura, você já deve ter lembrado que, na escola, aprendeu que o primeiro tipo de metabolismo recebe o particular nome de catabolismo. E que o segundo, o que sintetiza substâncias, é chamado de anabolismo.

Como não estou escrevendo um dicionário etimológico e você pode não ser um profissional ou estudante da área médica ou bioquímica, não vejo necessidade de esticar o texto, colocando aqui os significados originais dessas palavras em grego. Mas, se quiser ir mais fundo, há suficientes links no fim do livro para você navegar em busca de informações adicionais.

Vamos nos fixar no que é mais importante: o difícil equilíbrio entre esses dois tipos de função metabólica. Se há falta de nutrientes, o anabolismo é prejudicado e você perde massa corpórea. Se há excesso de nutrientes, aquilo que o organismo não conseguir eliminar vai se acumular como massa corpórea adicional, geralmente como gordura. O perfeito equilíbrio entre esses dois processos metabólicos é chamado de ***homeostase*** e essa, sim, é uma palavra à qual vamos recorrer mais vezes.

NUTRIÇÃO E METABOLISMO

A ingestão, o processamento e a assimilação de substâncias originárias do ambiente exterior visam alcançar a correta ***nutrição*** do organismo. Esse é um campo bastante complexo, no qual os estudiosos e especialistas procuram estabelecer quais são os alimentos mais adequados para certa população e em que quantidades – mínimas e máximas – eles devem ser consumidos de maneira regular e sistemática.

É um campo em que jamais houve consenso. Carboidratos em geral são demonizados pelas dietas *low carb*; carboidratos simples, grãos e alimentos processados industrialmente, pela dieta paleolítica; carnes, pelas dietas vegetarianas; ovos, que já foram demonizados e reabilitados, ainda o são pela dieta vegana.

Além disso, as dietas alimentares dependem muito do lugar onde se vive, da sazonalidade e da possibilidade de importação de produtos escassos em certo local ou estação do ano. Dependem também da etnia e da tradição, incluídos aí os tabus alimentares de natureza étnica ou religiosa.

Contudo, se fosse possível chegar a um consenso e encontrarmos a dieta de melhor potencial nutricional para determinada população de um certo local, ainda estaríamos muito longe de ter uma solução satisfatória. Isso porque a tal dieta ideal seria apenas uma coisa genérica, para todo um grupo humano. E o que a ciência da ***metabologia*** vem demonstrando é que não existe uma dieta genérica perfeita, porque a resposta de uma pessoa a essa dieta é pessoal e particular.

Sim, cada pessoa é diferente e cada organismo reage de uma forma diferente a um mesmo tipo de nutriente. E isso tem a ver com genética, com DNA, e com o ambiente e a cultura ancestral daquela pessoa, que a levaram à sua conformação genética.

Um sushi em ótimas condições sanitárias pode ser altamente nutritivo para uma pessoa, mas pode ser uma bomba-relógio para outra, que tem ácido úrico acima do normal e pode ser levada a um ataque de gota pelo simpático acepipe japonês.

Falando em sushi, tenho tido conhecimento de casos em que certas pessoas têm uma enorme reação alérgica a ele. E, quando essa alergia é pesquisada clinicamente, o exame indica que a resposta alérgica não foi ao ingrediente do sushi em si, mas a um tipo de conservante que os fornecedores de peixe cru podem usar livremente para estender a vida útil da carne.

Ainda no campo dos frutos do mar, é bastante conhecida a alergia que algumas pessoas têm ao camarão, alergia esta que pode ser tão grave a ponto de provocar até a morte da pessoa.

Identifico com frequência casos de alergias entre meus pacientes, pois, além das pós-graduações que tenho em endocrinologia e metabolismo, tenho pós-graduações em alergologia e imunopatologia. Um dos casos mais comuns é receber pessoas que chegam ao consultório para confirmar sua alergia à lactose, o açúcar do leite. No entanto, muitas vezes, os testes não confirmam alergia à lactose, mas a outros componentes do leite, pelo geral proteínas. Ou seja, a pessoa tem uma resposta alérgica forte ao leite em si, independentemente da lactose. Tanto que, em alguns casos, basta passar do leite de vaca para o leite de cabra e a alergia desaparece.

Anote em sua mente o que foi dito aqui sobre o fato de que o metabolismo é uma resposta individual de cada pessoa aos nutrientes que oferece a seu corpo, e vamos explorar um pouco mais o tema da nutrição em si. Depois voltaremos à metabologia.

O ser humano é basicamente um ***onívoro***, isto é, come de tudo o que existe digerível no planeta Terra, de origem vegetal, animal ou mineral (o sal, por exemplo). Do piolho ao mamute, do camarão à baleia, da cobra ao gorila, da codorna ao avestruz, não há um só animal que tenha ousado cruzar o caminho do homem que não tenha ido parar dentro do estômago dele.

Da mesma maneira, milhares de formas de vegetais diferentes já fizeram parte do extenso cardápio humano. Não devemos nos deixar iludir pelo exíguo elenco de vegetais que fazem parte da nossa alimentação hoje.

Pense nas *frutas* que você pode encontrar facilmente em supermercados e quitandas. E, pior ainda, porque certamente mais limitado, pense no rol de frutas que fazem parte de *sua* alimentação atualmente. É provável que na cesta de frutas de sua casa o número de variedades disponíveis não deva chegar nem a dez.

Contudo – a história e a ciência da nutrição humana nos demonstram isso –, só os indígenas aqui no Brasil tinham um cardápio de mais de ***trezentas*** frutas diferentes em sua alimentação. Todas elas, evidentemente, frutas não cultivadas, selvagens, sempre da estação certa, colhidas no ponto certo de maturação e, claro, sem qualquer resíduo de fungicida ou inseticida sistêmico.

Abio, grumixama, gabiroba, baru, guariroba, camu-camu, jaracatiá, murici, pindaíba, taperebá e licuri são algumas entre as centenas de nomes de frutas que dificilmente podem ser encontradas hoje em dia. Outro tipos consumidos pelos indígenas ainda sobrevivem nos nossos cardápios hoje: araçá, goiaba, ananás, caju, jabuticaba, mangaba, pitanga, pequi, cacau, coco, maracujá, açaí, cupuaçu, guaraná, sapoti.

Um verdadeiro banquete natural pendia das árvores nas matas nativas. Já o paupérrimo rol de frutas consumido hoje nos lares brasileiros limita-se a pouco mais de uma dúzia de variedades, todas elas frutas cultivadas em alta escala, com adubos e defensivos e sendo, na sua maioria, oriundas de outras regiões do mundo. Não são nativas do Brasil a laranja, as tangerinas, a manga, a pera, a uva, o pêssego, o mamão, o melão, a melancia, o abacate, o abacaxi, o figo. E nem mesmo a banana, que é originária do sudeste da Ásia!

A nossa popular laranja é chinesa! O mamão e a acerola são da América Central, o abacate é mexicano, a manga, como a banana, é do sudeste da Ásia. A jaca é do sudoeste da Ásia, mas todo mundo pensa que essa cabra da peste é nordestina. Não é; e nem mesmo a graviola, que é das Antilhas. A melancia? É africana.

Por que estou mencionando isso? Para que você veja que a perda de biodiversidade na alimentação contemporânea é extrema, quando ela é comparada com as dietas primitivas. Nas frutas, por exemplo, o escore é de uns quatrocentos tipos contra apenas trinta. Contudo, foram essas dietas naturais primitivas que levaram à formação do nosso genoma.

Durante 2,5 milhões de anos as escassas populações humanas evoluíram baseadas em uma dieta de extrema biodiversidade. Os humanos eram caçadores-coletores, comendo de tudo o que conseguissem caçar, pescar ou colher na natureza. Mas, para fazê-lo, precisavam fazer força. Movimentar-se. Exercitar-se sempre.

Beber água? Bem, hora de ir ao rio ou nascente, possivelmente bem distante da caverna segura. No caminho sempre se podia encontrar um tatu ou um jabuti para garantir o almoço. Mas também era possível encontrar uma onça ou outro animal grande que vinha com a mesma ideia, só que o almoço dela seria... você. Então era correr ou lutar. Se estivéssemos em grupo razoável, a onça podia fa-

OS NOSSOS ANTEPASSADOS NÃO SÓ TINHAM UMA ALIMENTAÇÃO DE UMA RIQUEZA IMPRESSIONANTE, COMO TAMBÉM TINHAM QUE MANTER-SE EM MOVIMENTO QUASE PERPÉTUO, LUTANDO SEMPRE PARA CAÇAR OU RECOLHER NAS MATAS E PRADARIAS AQUILO QUE LHES PODIA SERVIR AO SUSTENTO.

zer um belo estrago em muitos de nós, mas os sobreviventes teriam um lauto banquete de onça à carbonara ou à Belle Meunière. Ou, mais prático e rápido, crua mesmo.

Comer ovo? Ora, primeiro descobrir um ninho no meio da mata, depois subir os dez metros de árvore e deliciar-se na hora com o ovo... também cru. Comer uma ave? Só na base da flechada. Ou da arapuca.

Corte para os dias de hoje: comer ave ou ovo? Ora, basta ir de carro até o supermercado e comprar uma daquelas estranhas aves esbranquiçadas sem pé nem cabeça, que dão em gôndolas refrigeradas. Ovo? Ovos dão em caixinhas de papelão, já acomodados às dúzias.

Como não temos mais o hábito de consumir carne de ave e ovos crus, vamos ter que prepará-los em nossas cozinhas. Ou, sendo mais práticos, passamos logo na lanchonete do supermercado e pedimos um *cheese egg* de frango.

Percebe-se, assim, que nossos antepassados do Paleolítico não só tinham uma alimentação de uma riqueza impressionante, de imensa biodiversidade e completa naturalidade, como também tinham que manter-se em movimento quase perpétuo, lutando sempre para caçar ou recolher nas matas e pradarias aquilo que lhes podia servir ao sustento. Consequentemente, tinham corpos rígidos, musculosos, sem gordura, com a consistência de uma rocha.

Hoje, quando o maior esforço que precisamos fazer, para coletar alimentos, é carregar algumas sacolas de supermercado elevador acima ou afastar a garrafa de refrigerante, dentro da geladeira, para poder alcançar a travessa de pudim, nossos corpos tendem a ser progressivamente mais flácidos e cheios de gordura, com uma consistência que cada vez mais se assemelha à da gelatina.

Como se deu essa transformação? Ela começou há 10 mil anos, quando os humanos começaram a cultivar grãos e criar animais em cativeiro, dando início à revolução econômica da agricultura, encerrando o longo período de 2.5 milhões de anos denominado Paleolítico e começando o período Neolítico.

As transformações foram então muito rápidas. Com a nova base alimentar restrita a alguns poucos grãos (trigo no Oriente Médio e Europa, arroz no Extremo Oriente, milho nas Américas), o trabalho extremamente árduo e nômade de caça e coleta foi terminando e o sedentarismo apareceu. A necessidade da posse da terra cultivável e, ainda mais, da água, deu origem às primeiras aldeias, que viraram cidades e, depois, cidades Estado. Para garantir essa posse ou tomá-la dos outros, surgiram os exércitos e a guerra.

As mulheres, que, no Paleolítico, eram fisicamente tão fortes quanto os homens e tinham, em média, um filhote a cada quatro ou cinco anos, passaram a tê-los na base de um a cada 10 meses e a população humana explodiu. Para a nova base econômica, agrícola, isso era vantajoso, posto que mulheres e suas dezenas de crianças eram a mão de obra usada, secundada depois pelos homens que eram feitos prisioneiros e escravizados. Definiu-se, dessa forma, a nova sociedade, que se tornou agrícola e patriarcal.

Os reflexos do empobrecimento alimentar foram imediatos: em poucos séculos houve uma acentuada redução da estatura dos humanos, com perda de mais de 20 centímetros, uma perda que só foi recuperada ao longo dos milênios, levando os antropólogos a concluir que só atualmente os humanos das sociedades mais afluentes voltaram a ter a altura dos seus antepassados do Paleolítico.

Sérios problemas de debilidade de estrutura óssea e complicações da coluna vertebral vieram somar-se a uma grande praga do início da sociedade agricultora: os graves transtornos com cáries e infecções dentárias em massa, coisa que não ocorria de forma alguma no Paleolítico, fazendo da neolítica uma sociedade de desdentados.

Outras modificações surgiram: por volta de 6 mil anos atrás, na atual Inglaterra, começou a pecuária leiteira sistemática e houve a introdução dos laticínios na alimentação humana.

Muitos séculos depois, o açúcar, antes uma especiaria rara e cara, tornou-se abundante com a colonização das Américas e a escravização dos africanos, passando a integrar, cada vez, mais a alimentação, a ponto de, hoje, os açúcares refinados contribuírem em mais de 18% da ingesta de energia diária dos ocidentais.

Outros alimentos, que também nunca existiram na dieta humana durante milhões de anos, passaram a fazer parte do nosso cardápio diário, contribuindo para a seguinte fração da energia diária:

Grãos e derivados	23,9%
Óleos vegetais e derivados	17,8%
Laticínios	10,6%
Açúcares refinados	18,6%
Total	70,9% da energia diária, dependendo da região e país

Os outros 29,1% são constituídos de carnes, peixes, ovos, castanhas, raízes, hortaliças e frutas. E eles também não têm nada a ver com os mesmos tipos de alimento que existiam durante o Paleolítico. A carne consumida era de animais selvagens caçados e não de animais criados em confinamento com alimentação totalmente contrária à sua base genética: bois e vacas são naturalmente herbívoros. Mas passaram a comer ração à base de milho e soja, como se fossem aves. Setenta por cento de toda a soja e o milho cultivados no mundo, hoje com sérios custos ambientais, vão para a alimentação de animais, para obtenção de carne, leite e ovos.

A criação de bovinos, por exemplo, especializa-se nas fases cria, recria e ***engorda***. Esta, a fase final, sempre que possível é feita em confinamento, com alimentação à base de grãos. Como o nome já diz, na engorda o que se vai obter é o máximo de ganho de peso de *massa gorda*, a chamada carne *marmorizada*. Como consequência, o teor de gordura das carnes obtidas assim é extremamente elevado, sobretudo o de gorduras saturadas, variando de 25% a 65%. Já a carne de animais silvestres, que era consumida pelos homens do Paleolítico, tem teores médios de gordura abaixo de 5%.

Quando você compra um frango de granja num supermercado, você já sabe que, antes de prepará-lo, é mais salutar livrar-se da pele, extremamente rica em gordura saturada. Contudo, mesmo depois de retirar a pele, você vai perceber que, quando seu preparado à base de frango esfria, aparece uma grossa camada branca de gordura. É a gordura incorporada ao que parecia apenas carne magra de ave.

Por isso, quando algumas pessoas se dispõem a voltar a seguir uma dieta rigorosamente paleolítica (existem inúmeros sites e livros ensinando como fazê-lo e temos links no fim do livro), elas esbarram logo com a imensa diferença entre as fontes de carne magra da Antiguidade e as carnes absurdamente gordas da atualidade. Um hambúrguer que já vem com 60% de gordura, ou um embutido (linguiça, salsicha) que pode ter até 80% estão muito longe de serem uma fonte de proteína animal de alta qualidade e baixa caloria.

Os erros alimentares qualitativos e quantitativos que comprometem a dieta contemporânea, somados ao grande sedentarismo da maioria das pessoas, acabaram levando à eclosão de uma verdadeira "pandemia" de moléstias não transmissíveis, que são as maiores causadoras de mortes atualmente.

Transtornos cardiocirculatórios, hipertensão arterial, AVCs, síndrome metabólica, obesidade, diabetes, doença celíaca, intolerância à glicose, intolerância à lactose, prisão de ventre e doenças degenerativas, estão entre as moléstias atuais que nunca existiram nas sociedades primitivas. Não podem ser encontradas nem mesmo entre tribos indígenas brasileiras que não tenham sido forçadas, pelo contato com os brancos, a adotarem o sistema alimentar ocidental.

São chamadas de moléstias da afluência ou doenças da civilização. Da civilização do sofá e do refrigerador, da comida industrializada cheia de resíduos agrícolas e aditivos alimentares, estufada de sal e açúcar ocultos adicionados.

É esse verdadeiro quebra-cabeça o que o metabologista encontra quando vai examinar e diagnosticar seu paciente, que vai apresentar respostas individuais a todo um conjunto de substâncias que jamais fizeram parte da alimentação humana durante os milhões de anos que embasaram a formação do seu genoma.

Não podemos deixar de citar, contudo, o aparente paradoxo mostrado pelo exíguo tempo de vida médio dos fortes e saudáveis homens do Paleolítico, tempo esse que se situa, conforme a fonte da pesquisa, entre 28 e 37 anos.

Isso se explica pela extrema hostilidade do ambiente em que esses humanos viviam, expondo-se a todo tipo de perigo para lograrem sobreviver, sendo tão caçadores quanto caça e contando com armas extremamente rudimentares para caçar e se defender. Em outras palavras, em sua maioria as mortes não eram naturais, mas violentas ou acidentais.

Em contrapartida, num tipo de vida em que se expunham constantemente a cortes e ferimentos profundos, as infecções deles decorrentes podiam evoluir rapidamente e tornar-se fatais num mundo sem antibióticos. Da mesma forma, algumas moléstias infecciosas, embora mais raras, eram sempre de maior gravidade. Como os grupos humanos eram sempre muito pequenos e não existiam ainda grandes conglomerados como vilas e cidades, os casos de epidemias eram praticamente inexistentes.

Porém, mesmo depois que a vida humana deixou de ser tão perigosa, com o advento da revolução agrícola e da vida urbana, o progresso em termos de longevidade média foi ainda muito pequeno. Viver mais de quarenta anos era ainda um grande feito para um homem do século XIX. O que mudou então, de lá para cá, que nos permite antever, no horizonte próximo, uma vida de 100 anos?

Sem sombra de dúvida, foi a vitória da medicina moderna sobre as moléstias infecciosas, entre outras grandes ceifadoras de vidas humanas até então. A descoberta, a partir do trabalho pioneiro de Louis Pasteur, da existência dos microrganismos por trás dos processos infecciosos levou a uma rápida evolução nas condições de higiene pessoal e de saneamento público, dificultando a contaminação de indivíduos e de ambientes.

A descoberta e a fabricação em série dos antibióticos a partir da primeira metade do século XX, bem como o advento das vacinas e as vacinações em massa das populações, vieram terminar esse processo revolucionário, retirando as doenças infecciosas e suas epidemias e pandemias do pódio de maiores algozes da vida humana.

Como sabemos, este é hoje ocupado pelas moléstias não infecciosas, com as cardiovasculares ocupando, orgulhosas, o alto desse pódio.

Agora os médicos e a ciência lutam para evitar que as ditas moléstias da civilização deixem de desempenhar esse papel tão ameaçador à saúde humana.

Viver mais de quarenta anos era ainda um grande feito para um homem do século XIX.

A mesma medicina que consegue prolongar a vida a mais do que o dobro do que era possível apenas dois séculos atrás, luta agora para que essa dilatação de vida não se torne uma constante de décadas de vida precária e de envelhecimento precoce.

Para conseguir isso, os médicos fazem um grande esforço no sentido de bem informar as pessoas sobre os riscos que correm. Escrever este livro, por exemplo, alinha-se com esse esforço de comunicação.

Em contrapartida, profissionais e pacientes passam a contar agora com novos e surpreendentes recursos trazidos pela tecnologia moderna, aplicados ao diagnóstico e ao tratamento das moléstias em geral.

A partir dos capítulos seguintes, vamos passar a conhecer cada um desses recursos modernos mais a fundo, incluindo o campo da genética em geral e da ***nutrigenética e nutrigenômica*** em particular.

capítulo 5

Os hormônios em sua vida

São exemplos de hormônios, dentre outros, a adrenalina, a insulina, a testosterona, a prolactina e o hormônio do crescimento.

O corpo humano, como qualquer país ou cidade, tem seus próprios sistemas de comunicação. Por meio deles, as centrais de decisão emitem e fazem transportar suas ordens aos locais específicos onde devem ser cumpridas.

Pense, por exemplo, no caso de um vazamento súbito em uma canalização de água num bairro distante. Alguém detecta o vazamento e se comunica com a central da empresa de águas. Esta, confirmado o acontecimento, expede uma ordem escrita, que vai ser entregue, em mãos, para a chefia da equipe de atendimento mais próxima ou mais adequada; desta chefia, um funcionário telefona para outro que está a bordo de um veículo de manutenção e este parte para resolver o problema.

Bem, no corpo as coisas acontecem de um modo similar. Sensores específicos detectam variações normais de condições ou problemas inesperados e tratam de mandar um aviso a uma central de decisão específica. E logo esta emite um comando, que manda para o local por meio de uma infovia mais adequada.

No corpo existem duas grandes infovias, por meio das quais circulam os sinais de alerta, as comunicações e os comandos. A primeira é uma via fluvial e funciona em um meio líquido denominado sangue. A segunda é uma espécie de telégrafo, as comunicações são transmitidas por fios elétricos chamados neurônios.

A via fluvial é um imenso conjunto de rios de todos os diâmetros, desde os amazônicos, chamados artérias, até os pequenos riachinhos, chamados microcapilares.

Quando os sinais e as ordens circulam na infovia sanguínea, eles são constituídos por moléculas de substâncias especiais, que recebem o nome de *hormônios*. Os hormônios são produzidos por centrais especializadas, denominadas ***glândulas endócrinas.*** Eles são, portanto, *ordens químicas*. São exemplos de hormônios, a adrenalina, a insulina, a testosterona, a prolactina e o hormônio do crescimento.

Caso os neurônios circulem na infovia elétrica, os sinais são chamados de *neurotransmissores*. Os neurotransmissores são produzidos pelos próprios neurônios. São, portanto, *ordens elétricas*. São exemplos de neurotransmissores, dentre outros, a endorfina e a serotonina.

Existe ainda uma terceira categoria de mensageiros de ordens, os *neuro-hormônios*. Eles são produzidos e secretados no sangue pelas *células neuroendócrinas*, caracterizando-se, assim, como hormônios. Mas podem, também, desempenhar o papel de neurotransmissores. São exemplos de neuro-hormônios a vasopressina, a oxitocina, a epinefrina e a dopamina.

A maior parte dos mensageiros corporais são hormônios, produzidos e secretados na corrente sanguínea pelas glândulas endócrinas em quantidades minúsculas. Para simplificar, vamos tratar, daqui para a frente, os neurotransmissores e os neuro-hormônios pelo nome genérico de hormônio, como é feito em geral nos textos de divulgação científica.

Qual é a finalidade e como funcionam no organismo os hormônios?

Lançadas na corrente sanguínea, as moléculas dos hormônios atingem rapidamente todas as células do corpo. Contudo, elas têm endereço certo: cada hormônio dirige-se a um tipo específico de célula, sobre a qual vai exercer um comando inibidor ou ativador de uma função.

Como se dá o reconhecimento, como o nosso carteiro nadador encontra a caixa postal da sua destinatária? Ora, como faz o carteiro comum: procurando o endereço e encontrando o número da caixa postal onde vai deixar a correspondência. O hormônio consegue fazer isso porque o tipo de célula a que ele se destina tem um endereço certo, que não é outro senão o de uma célula com um ***receptor*** para aquele hormônio específico.

E o que é um receptor? É uma proteína ou uma glicoproteína que está na membrana da célula-alvo, ou então no seu interior, e tem uma capacidade de união com a molécula do hormônio. É como se fosse um binômio chave-fechadura. Ou um casal de apaixonados que finalmente se encontram e se unem. Uma vez efetuada a união hormônio/receptor, a célula reage de forma específica e o processo tem continuidade. O comando está dado; a ordem será cumprida.

FOME E SACIEDADE

Vamos exemplificar entendendo como é que funciona o *equilíbrio entre fome e saciedade* no organismo, assunto ao qual voltaremos no capítulo 8, que trata da *obesidade*.

A sinalização da fome parte de células especializadas no estômago (*fundus*), que detectam quando ele está vazio a um tempo suficiente para começar a colocar em risco o organismo. É a fome *real*. Essas células secretam então algumas gotas do hormônio **GRELINA**, o *hormônio da fome*, e o injetam na corrente sanguínea.

As células com receptores para esse hormônio estão situadas na parte baixa do cérebro, em uma região do ***hipotálamo*** chamada *centro de saciedade*.

O hipotálamo é similar a uma grande sala de operações que, como a torre de controle de um grande aeroporto, toma decisões a respeito de muitas funções do seu corpo, como a saciedade, a temperatura do seu corpo, seu metabolismo, seu impulso sexual.

Com a chegada da grelina, as células especializadas mandam para o cérebro a percepção da sensação de fome e imediatamente, muito antes que seu estômago resolva constranger você, numa reunião, com aqueles roncos de fera enjaulada, você começa a ter vontade de encerrar a reunião e correr para a lanchonete mais próxima.

Pouco depois, se você foi bem-sucedido na incursão à lanchonete – e muito antes que possa pedir à garçonete incrédula aquele segundo *Super-X-absolutamente-tudo* mais suco –, as suas células adiposas, que não estão nem um pouco a fim de ter que arranjar espaço para acomodar mais gordura ainda, mandam para a sala de controle do hipotálamo uma mensagem urgente, dizendo: *Chega, já deu, a fome já passou!*

Essa mensagem química, que vai pela corrente sanguínea, é um hormônio e se chama **LEPTINA**, o *hormônio da saciedade*. Os receptores para esse hormônio estão no mesmo lugar dos anteriores, em células especializadas situadas no centro de saciedade do hipotálamo. Assim que recebem o comando, essas células vão provocar no cérebro a sensação de saciedade. Não só você não vai ter mais fome, como vai aborrecer com a ideia de comer mais.

Portanto, o equilíbrio entre fome e saciedade, entre comer e saber parar de comer quando a ingestão é suficiente, vai normalmente no *piloto automático*.

Bem, a gente disse *normalmente*, mas a realidade objetiva nos leva a ver que a coisa não é tão simples assim. Porque, se fosse mesmo no piloto automático, *ninguém teria sobrepeso!*

Ninguém comeria demais. O nível de atividade física e o tipo de metabolismo ditariam o quanto o indivíduo precisaria ingerir de uma certa refeição. Uma vez atingido o consumo ideal, a chegada da leptina a seus receptores no hipotálamo resultaria não só na certeza da saciedade, como na imediata interrupção do ato de comer.

Aquele segundo *Super-X-absolutamente-tudo* e mais um copo de suco acabam de detonar o piloto automático. Colocaram-se contra toda a lógica.

Ora, por que alguém comeria sem sentir fome?

A resposta não é difícil: *por causa do PRAZER*.

Mas prazer é uma **emoção**. E os hormônios onde ficam? Ficam onde estão, cumprindo suas funções, entre as quais se incluem interações com o plano emocional. Porque o ser humano é um *continuum físico/psicológico*, no qual a atuação de um hormônio resulta numa alteração física que pode levar a uma mudança emocional. E, inversamente, uma atitude emocional, pode levar a uma alteração física via hormônios.

Alguma dúvida? Não para quem já leu algo sobre Tensão Pré-menstrual (**TPM**) ou tem de conviver com alguém que a tem com frequência. Que dirá quem a sofre! As alterações hormonais dentro do ciclo menstrual levam a mudanças muito grandes nas condições emocionais, muitas vezes ocasionando grandes sofrimentos e limitações.

As emoções fazem a mesma coisa. Você levou um susto? A adrenalina disparou. Você está preocupado, chateado, triste? O cortisol saltou para cima. Você adota uma postura física de confiança e enfrentamento, de superioridade? Sua testosterona pode subir até 20% em poucos minutos.

Nós vamos voltar a esse assunto da complexidade físico-psicológica nos próximo capítulo, que tem justamente o nome *Psiconeuroimunoendocrinologia*. E também no capítulo 8.

Existe, também, outro fator, esse bem físico, que não permite que a leptina cumpra sua missão adequadamente – a ***resistência à leptina***, uma resistência que vai se situar no nível dos receptores de leptina, os quais, como já vimos, existem principalmente no hipotálamo (existem, também, em menor extensão, nas ilhotas de Langerhans, no pâncreas, que são as responsáveis pela produção de outro hormônio fundamental: a insulina).

A resistência à leptina tende a ser um problema sério nas pessoas obesas.

Quando foi descoberta e sintetizada, a leptina pareceu ser a solução mágica, a bala de prata contra a obesidade. Injetada em ratos gordos superalimentados, levou-os imediatamente a um novo patamar de saciedade e eles emagreceram imediatamente.

Mas quando a mesma experiência foi feita com os humanos com sobrepeso veio a decepção: injetados com leptina, eles não perdiam peso. E as análises mostraram que nem precisava injetar, os obesos já tinham no sangue níveis de leptina muito mais altos dos que os das pessoas com peso normal.

A conclusão: por comerem bem além do ponto de saciedade, as pessoas acabam tendo produção muito maior de leptina, na tentativa desesperada do organismo de parar a ingestão de alimentos. O efeito disso é que, com um grande excesso de hormônio no sangue, os receptores vão tornando-se mais e mais ineficientes e, consequentemente, aparece a resistência à leptina. Da mesma forma que acontece, como veremos em outro capítulo, o fenômeno da *resistência à insulina*.

Qual é a consequência final da resistência à leptina? Acontece que a pessoa come mais e mais, pois não sente que está saciada. Mesmo com sensação física de estômago cheio, distendido, ela ainda sente fome. E, quanto mais come, mais aumenta o grito desesperado da gordura branca dentro das células adiposas: *Chega, pelo amor de Deus*! Ou seja, aumenta ainda mais o nível de leptina no sangue. Eis aí um terrível círculo vicioso.

LECTINAS

Como se essa complicação de uma resistência induzida à leptina nos receptores das células do hipotálamo fosse pouco, temos mais um complicador: existem certas substâncias que nós costumamos ingerir em nossa alimentação que, uma vez chegando à corrente sanguínea, se ligam aos receptores de leptina, enganando as células-alvo e impedindo o acoplamento da leptina.

Essas substâncias são as **LECTINAS** (não confundir lectina com leptina, afinal a diferença é só uma letra; e não confundir também com lecitina). As lectinas são uma família de mais de duzentas glicoproteínas diferentes, que são produzidas pelos vegetais para defenderem suas sementes da agressão por outros seres, de microrganismos a grandes animais – incluindo-se aí o bicho-homem.

Presentes nas sementes dos grãos que consumimos, elas tendem a atacar as vilosidades do intestino delgado, ligando-se às estruturas glicosiladas nas células dos vilos, desvirtuando a barreira defensiva e conseguindo passar para dentro da corrente sanguínea. Ali serão recebidas como antígenos, forçando o organismo a produzir anticorpos para combatê-las. E o pior: conseguem ligar-se não só aos receptores da leptina, como também aos da insulina, e aos do hormônio do fator de crescimento dérmico e aos da interleucina-2.

Ser deslocado e impedido de "atracar" no seu porto seguro – o receptor na célula-alvo – leva nosso pequeno viajante fluvial, o hormônio, a ficar retido na corrente do rio, aumentando ainda mais o nível de leptina sérica. E isso é ainda mais sério porque, como se descobriu há pouco tempo, a leptina não é somente o hormônio da saciedade, não se limita a conduzir o sinal químico que manda parar de comer e estocar a gordura nas células adiposas.

Ela interfere também no crescimento dos ossos e dos vasos sanguíneos e afeta o sistema imunológico e o sistema reprodutor.

As pessoas que têm o maior índice de sensibilidade às lectinas dos grãos, são as portadoras de alergia aguda ao glúten e de uma manifestação mais séria, a doença celíaca. Mas acredita-se que há um bom número de pessoas que pode ter alergia de forma mais dissimulada ou crônica.

Esse exemplo grelina/leptina foi escolhido para que você possa saber como o funcionamento dos hormônios é delicado e complexo, havendo que se considerar, além das variáveis fisiológicas normais, as anômalas, como a interferência de substâncias estranhas ao organismo, como as lectinas.

DISRUPTORES ENDÓCRINOS

Aliás, não são apenas as lectinas as substâncias exteriores que podem perturbar o funcionamento do sistema hormonal. Sabe-se hoje que há um enorme número de outras moléculas que podem perturbar o delicado equilíbrio hormonal. Elas são denominadas ***disruptores*** ou ***desreguladores hormonais***. São centenas de substâncias de síntese, produtos químicos que não existem normalmente na natureza e que são lançados como milhares de fórmulas novas todos os anos pela indústria.

Como nosso corpo não esteve exposto a substâncias com tais características durante todos os milhões de anos de nossa evolução, os sistemas de controle e defesa do organismo não sabem como decodificá-los, classificá-los e, assim, ter uma reação previamente conhecida a eles.

Uma picada de abelha injeta em nosso organismo algumas substâncias tóxicas. Mas estas são nossas velhas conhecidas, afinal

A RESISTÊNCIA À LEPTINA TENDE A SER UM PROBLEMA SÉRIO NAS PESSOAS OBESAS.

convivemos com as abelhas, seu mel e suas picadas há milênios. Nosso organismo aprendeu muito bem o que fazer e como acionar seus mecanismos de defesa contra as substâncias invasoras e como comandar o rápido conserto e recuperação da área lesada.

Contudo, quando ingerimos um alimento ou um líquido guardado em um recipiente comercial, que tem revestimento interno de plástico em cuja fórmula foi usado um composto denominado ***bisfenol-A***, estamos introduzindo no corpo minúsculas porções desse composto. É quantidade suficiente para que ele atue como as outras substâncias naturais que são produzidas dentro do corpo também em proporções minúsculas: os hormônios.

O bisfenol-A, usado em plásticos de policarbonato e na produção de resinas epóxi, tão comuns no nosso dia a dia, é também usado no revestimento interno de embalagens de alimentos, bebidas e cosméticos. Trágico, porque o bisfenol-A (BPA) é um potente *disruptor endócrino*.

Os disruptores, quando na corrente sanguínea, podem causar muitas alterações: eles podem ocupar o receptor de um hormônio, tal qual a lectina faz com o receptor de leptina. Mas podem também deslocar o hormônio, não deixando que ele chegue ao receptor de destino. Podem também reagir quimicamente com o hormônio, produzindo substâncias inúteis ou danosas.

O pior costuma acontecer quando o disruptor se une ao receptor da célula-alvo, quando então esta é levada a empreender uma ação muito diferente daquela que seria o normal. Um exemplo é a ação das dioxinas, produtos da combustão de derivados orgânicos de cloro ou bromo e que são disruptores ainda piores que o bisfenol-A ou os ftalatos, sobre o funcionamento dos hormônios sexuais. No corpo elas desregulam totalmente o funcionamento de hormônios masculinos e femininos, levando a problemas de infertilidade em ambos os sexos. Além disso, levam a desordens do sistema nervoso, a lesões de pele e a alguns tipos de câncer.

Um exemplo de contaminações muito sérias é o que resulta do uso de bisfenol-A e ftalatos como aditivos para fabricação de plásticos que são depois usados na produção de mamadeiras e bicos para elas. Os bebês as usam desde os primeiros dias de vida, para ingestão de água, chás e, em muitos casos, de substitutos do leite materno. Aqueles aditivos acabam dissolvidos pela água e passam para o organismo indefeso da criança pequena, que não tem ainda mecanismos que protegem, ainda que parcialmente, o adulto. Por isso, o uso do bisfenol-A em produtos para mamadeira foi proibido no Brasil em 2011.

Mas isso só começou a ser efetivamente fiscalizado em 2015. Contudo, os substitutos do BPA e dos ftalatos não são tão inocentes assim, como mostra uma pesquisa desenvolvida na Universidade Estadual de Campinas (Unicamp) em 2018.

Para piorar, bisfenol-A e ftalatos têm sido usados em chocalhos, mordedores e brinquedos para crianças pequenas, as quais levam tudo à boca assim que pegam. Muitos desses produtos, a maior parte importados da China, contêm índices de contaminantes muito superiores aos permitidos pela legislação brasileira e são motivo constantes de preocupação da fiscalização sanitária.

Para avançar mais neste rápido roteiro sobre hormônios, seu funcionamento desejável e seus problemas indesejáveis, é preciso incluir aqui um último elemento perturbador: os ***hormônios sintéticos usados na alimentação animal*** de grande escala. As rações de galinhas, frangos e vacas em muitos países costumam receber a adição de hormônios femininos, para induzir engorda, maciez de carne e produção adicional de leite. Consumidos depois neste, nos ovos e nas carnes, podem provocar efeitos negativos em pessoas particularmente sensíveis, especialmente quando não existe fiscalização séria desses processos industriais.

No Brasil, a adição de hormônios às rações animais foi proibida em 1976, durante o governo Geisel, pelo Decreto nº 76.986, artigo 6º que estabelece: *"É proibida a adição de hormônios em alimentos para animais, de conformidade com a legislação em vigor"*.

Em 2004, a Instrução Normativa nº 17 (18/06/2004) do Ministério da Agricultura reforça: *"É proibida a administração por qualquer meio, na alimentação e produção de aves, de substâncias usadas com finalidade de estimular o crescimento e eficiência alimentar (tireostáticos, androgênicos, estrogênicos ou gestagênicos e β-agonistas)".*

Ainda assim, existe a importação irregular (contrabando) de hormônios para uso na criação animal, por parte de produtores desonestos em busca de mais lucro, que procuram sempre novos meios de burlar a fiscalização.

FITO-HORMÔNIOS

Para concluir esta rápida introdução aos hormônios, devemos citar também os *fito-hormônios*, que são substâncias presentes nos vegetais e que têm fórmulas químicas bastante similares às de alguns hormônios humanos, o que lhes permite a ligação a receptores específicos.

Várias dessas substâncias foram isoladas e reconhecidas, em especial aquelas que podem ter algum efeito benéfico, quer isoladamente, quer quando consumidas por meio da planta em que estão presentes.

Muitas dessas substâncias imitam os estrogênios, hormônios femininos. São chamadas de *fitoestrogênios*. Entre as mais conhecidas estão as *isoflavonas* (presentes na soja, no feijão, na lentilha e em seus derivados), as *lignanas* (na linhaça) e os *flavonoides* (em certas frutas e verduras, como morango, maçã, mirtilo, brócolis e espinafre).

ANTICONCEPCIONAIS

Não se pode escrever sobre hormônios sem mencionar, em lugar de especial destaque, a *pílula anticoncepcional*, o contraceptivo mais importante da história humana, que deu à mulher o poder de controle sobre a gravidez indesejada e que provocou rapidamente a revolução sexual do século XX. Outro importantíssimo resultado do seu uso massificado foi o decréscimo rápido do número de filhos por mulher e, consequentemente, a redução

O ANTICONCEPCIONAL FOI UMA DAS DESCOBERTAS MAIS IMPORTANTES DA HISTÓRIA HUMANA, POIS DEU À MULHER O PODER DE CONTROLE SOBRE A GRAVIDEZ INDESEJADA E QUE PROVOCOU RAPIDAMENTE A REVOLUÇÃO SEXUAL DO SÉCULO XX.

da taxa de crescimento da população no mundo. Um autêntico "milagre", resultante do uso de dois hormônios sintéticos, inicialmente combinados e hoje até mesmo separados.

A pílula combinada tem derivados estrogênicos e de progesterona. A outra tem somente progesteronas, que se provaram capazes também de inibir a emissão do hormônio folículo estimulante (FSH).

Em qualquer dos casos, o anticoncepcional *impede a ovulação*, sendo por isso conhecido também como anovulatório. Depois da "revolução da pílula" surgiram outras maneiras farmacêuticas de administração de anticoncepcionais, a saber os injetáveis, os transdérmicos e os implantes.

VOCÊ, SEUS HORMÔNIOS E SUA SAÚDE

Agora que já discutimos o que são e como funcionam os hormônios, como eles podem ser perturbados por agentes exógenos, como podem ser imitados por milhares de outras substâncias disruptoras e por algumas poucas benéficas, vamos observar mais de perto o uso científico dos hormônios no consultório médico do endocrinologista.

Entre os casos em que há necessidade de intervenção do especialista estão:

Normalmente, o especialista vai requisitar exames de bioquímica de sangue e de biofísica (como a bioimpedância, por exemplo).

Poderá pedir exames mais especializados ainda, como os testes genéticos a que nos referimos no capítulo 7 sobre nutrigenética e nutrigenômica.

Isso é especialmente importante para os atletas de alta performance, para os quais a alimentação geneticamente adequada e a boa saúde hormonal podem levar àquele segundo a mais de resistência ou àquele segundo a menos de tempo, que podem significar uma medalha de ouro ou um recorde.

Esses testes genéticos, sempre desejáveis, tornam-se opcionais para os esportistas amadores e para aqueles cuja meta é alcançar um bom condicionamento físico, geralmente com a ajuda de uma academia e recorrendo ao esporte, quando o fazem, de maneira amadora ou por prazer.

Contudo, com os hormônios saudáveis, os exercícios são realizados com mais facilidade e melhor resultado. E, inversamente, os exercícios corretos e constantes levam a uma melhora da produção hormonal própria da pessoa. Trata-se aqui de um círculo virtuoso.

Os hormônios bem regulados falam muito alto. Os hormônios femininos bem equilibrados é que levam à pele mais fina, à melhor conformação do quadril, à máxima expressão da feminilidade.

Muitas vezes, o especialista acaba optando também por aplicação de testosterona na mulher, pois esse hormônio, entre outras funções, pode melhorar a resposta da libido nela.

No homem, a testosterona bem regulada, mantém a forma de postura máscula, a atitude proativa, a resistência muscular, a facilidade de ereção e a competitividade entre outras funções.

Crescimento e puberdade

O hormônio do crescimento e os hormônios sexuais, secretados em maior proporção, tiram a pessoa da infância e a precipitam na puberdade.

Nessa fase o crescimento do corpo vai definir se vamos chegar a um anão ou a um gigante – ou, mais normalmente, a uma pessoa de estatura normal ou muito abaixo dela.

Avaliações realizadas no consultório e no laboratório permitem aos pais uma antevisão dessa tendência futura, a tempo de permitir um tratamento adequado. Também é tratada a puberdade precoce, usando-se recursos clínicos diversos para poder retardá-la, sempre que isso é necessário.

Adolescência e vida adulta

A fase seguinte caracteriza-se pela oscilação hormonal da adolescência e por suas instabilidades emocionais. Logo depois, começa a vida de relacionamentos e de trabalho. Para muitos, também o estabelecimento de uma família, a chegada dos filhos. Os adolescentes estudantes de poucos anos atrás veem-se agora enfrentando problemas profissionais e econômicos, passam da condição de antes irresponsáveis para a de esforçados supridores de uma família, responsáveis por criação e educação de filhos.

Comprar coisas, pagar contas, fazer hora extra depois de uma rotina pesada de trabalho, competir com colegas, conviver com superiores, talvez ter de estudar ainda, simultaneamente.

São as pressões da vida adulta, às quais reagimos de modo emocional muito intensa, apresentando os primeiros desgastes maiores que se refletem na nossa saúde.

Com o passar dos anos, a pele e o cabelo vão perdendo o viço adolescente, surgem as primeiras rugas.

Isso não é nada, geral, em comparação com o que se ganha: experiência profissional, mais capacidade de ganhar dinheiro e vários centímetros de cintura. Perdemos algumas relações antigas, em especial com a balança, que deixa de ser nossa amiga. Com o espelho também, porque já não nos olha com aquela cara sorridente e desamassada de antes. (Sobre essas nuances boas e não tão boas da vida adulta e do amadurecimento vamos falar no próximo capítulo.)

Então chega o dia em que aquele espelho descarado tem a audácia de nos dizer que estamos ficando velhos. Velhos!

Climatério

Aí começa o climatério, aquele lento declinar físico que culmina, nas mulheres, na *menopausa*.

E os homens, embora muitos nem sequer desconfiem que isso existe, passam também por um declínio, denominado andropausa.

Essas fases de vida são, contudo, muito diferentes para homens e para mulheres.

Menopausa

Na mulher, a menopausa surge num estalo, ela cai num abismo, começa a passar mal. Os tormentos da tensão pré-menstrual e da cólica são trocados pelo *fogacho*, as sensações horrorosas de calor, com subidas repentinas de temperatura, um dos maiores transtornos físicos pelos quais a mulher passa nessa fase. Além dele, ela reage à seriedade da alteração hormonal – uma queda acentuada da produção de estrogênio – com insônia, irritação, crises de choro, cansaço extremo, lapsos de memória, dificuldade de concentração.

Ainda podem ocorrer uma acentuada queda da libido e depressão. E, como a proteção natural dos estrógenos desaparece, a mulher nessa fase passa a ficar mais suscetível a desenvolver doença cardiovascular.

Na pós-menopausa, um dos problemas maiores pode ser a *osteoporose*.

Durante todo o climatério, a mulher precisa ser cuidada, receber o carinho e o reconhecimento dos familiares e do parceiro, para os quais ela deu os melhores anos de sua vida. Acima de tudo, precisa, e muito, de cuidados médicos – durante sete ou mais anos.

Entre esses cuidados, destaca-se a terapia de reposição hormonal, que aparece como uma boa alternativa para reduzir os efeitos negativos e os intensos sofrimentos que acabamos de mencionar.

O médico vai avaliar, primeiramente, se há algum impedimento para aplicação dessa terapia, algo que lhe sugira a possibilidade de desenvolvimento de tumores relacionados à reposição.

Caso isso não se confirme, avaliada a relação risco/benefício, então é feita a reposição de estrogênios (e, em certos casos, também de progestagênios), para tentar restaurar a normalidade o máximo possível, inclusive a normalidade genital, e a conservação de massa, entre outros efeitos.

Andropausa

No homem, a transição é lenta, pouco perceptível, quase sorrateira. Não há queda brusca da produção de testosterona. Ela é lenta, gradual, contínua a partir dos 30 anos, quase imperceptível de início, mas cumulativa ano a ano. E o homem não percebe que isso está acontecendo. Só vai começar a se preocupar quando a qualidade da sua saúde já declinou bastante.

Costumo exemplificar a diferença entre a consciência da menopausa na mulher e da andropausa no homem com a história do sapo na água quente.

Se você joga o sapo numa vasilha de água quente, ele pula para fora na hora. Porém, se você coloca o sapo na vasilha com a água fria sobre um queimador e vai aquecendo a água, ele fica lá até ser escaldado.

Pois é o que acontece com a mulher e o homem. A mulher é afetada pela queda brusca da produção de hormônios e começa a sentir todo um tropel de sintomas desagradáveis, o que a leva a procurar ajuda imediatamente.

Já o sapo na água fria, o homem, como não tem variação brusca na testosterona, vai acostumando-se com a queda e não percebe o que está acontecendo. E o que está acontecendo?

Seus músculos vão ficando mais flácidos, ele perde massa muscular e ganha massa gorda. Vai ficando mais lento, menos ativo e menos proativo, mais calmo e mais resignado. Sua libido vai caindo muito lentamente. Porém, vai chegar um momento em que ele começa a ter dificuldades até com a sua ereção.

Assim como para a mulher, a reposição hormonal pode ser feita no homem. Da mesma maneira, o médico vai avaliar antes se não existem riscos de efeitos colaterais perigosos, relacionados a um eventual tumor maligno de próstata preexistente ou outros problemas potenciais.

Caso não exista perigo e a relação risco/benefício seja favorável, a reposição pode ser feita sob rigoroso cuidado médico.

capítulo 6

Psiconeuro-imunoendo-crinologia

O AMBIENTE PSICOLÓGICO PODE MUDAR SUBSTANCIALMENTE O COMPORTAMENTO E ALTERAR AS FUNÇÕES NERVOSAS, ENDÓCRINAS E IMUNES.

Já tivemos oportunidade de mostrar, no capítulo anterior, como o sistema endócrino está inter-relacionado com o sistema emocional ou psicológico.

Neste capítulo, vamos levar essa exploração mais longe, considerando também aspectos *neurológicos* e *imunológicos* envolvidos no que denominamos *continuum psicofísico*.

A *psiconeuroimunoendocrinologia*, conhecida também como *psiconeuroendocrinoimunologia*, combina os campos da psiquiatria da neurologia, da imunologia e da endocrinologia. Uma vasta quantidade de doenças pode ser compreendida e tratada quando se levam em conta as interações de todos esses sistemas simultaneamente.

Esses sistemas podem interagir de duas maneiras diferentes: mudanças nas funções neural e endócrina que alteram as respostas imunes; e estímulos de respostas imunes que modificam funcionalidades do sistema endócrino e do sistema nervoso central.

Os sistemas imunológico e endócrino são modulados não só pelo cérebro, mas também pelo sistema nervoso central inteiro.

Por viver longe da natureza, em sociedades organizadas sob sistemas de vida altamente competitivos, em ambientes urbanos cheios de fatores rapidamente mutantes, submetido a pressões de trabalho, transporte, relações, família, convívio social e outros fatores mais, o ser humano está permanentemente sujeito a ***estresses***.

O estresse pode ser definido como um estado de desequilíbrio homeostático; ou como uma discrepância entre o a expectativa e o que surge no ambiente.

O estresse surge sempre que o ser humano se depara com alguma *alteração* de condições, uma "novidade". Sob tal pressão nova, o indivíduo precisa adaptar-se rapidamente à situação. Se conseguir resolver tudo de forma satisfatória, pode-se dizer que o estresse foi positivo. Se a *adaptação* não for logo conseguida, segue-se uma fase de *resistência*. Se o estresse permanecer ainda muito alto ou por muito tempo, então o organismo é levado à *exaustão*.

A partir daí o indivíduo pode desenvolver alguma doença, pois o sistema imunológico é atingido e o sistema endócrino pode também começar a ter diversas anomalias. O ambiente psicológico pode mudar substancialmente o comportamento e alterar as funções nervosas, endócrinas e imunes.

Em contrapartida, alterações na flora intestinal podem influenciar no desenvolvimento de alergias e asma, assim como de outras desordens crônicas e inflamatórias, tais como diabetes tipo 1, doença inflamatória do intestino, obesidade e mesmo desordens psiquiátricas. O estresse, que agora vem das condições físicas modificadas, impacta negativamente a qualidade de vida, podendo levar ao desenvolvimento de ansiedade, depressão e estilos de vida não saudáveis, colaborando para o surgimento de problemas secundários, como os mencionados anteriormente, conforme mostra o estudo *The Adverse Effects of Psychological Stress on Immunoregulatory Balance: Applications to Human Inflammatory Diseases.*

O sistema imunológico existe para manter a integridade do organismo, opondo-se ao ataque e destruindo os organismos invasores. Uma hipofunção do sistema imunológico, causada por um estresse mantido por longo tempo, vai alterar os eixos neuroendócrinos, provocando secreções equivocadas ou desequilibradas, o que pode ser caminho para diversas moléstias, como estas abaixo, para dar apenas alguns poucos exemplos:

- Processos alérgicos;
- Dores de cabeça;
- Enxaqueca;
- Mialgias;

- Hipertensão;
- Desgaste das articulações;
- Distúrbios cardiocirculatórios;
- Impotência.

Alterações hormonais aparecem antes mesmo que essas moléstias se instalem e podem ser analiticamente avaliadas. Por exemplo: alterações nos níveis de cortisol, adrenalina, noradrenalina, serotonina, melatonina etc.

Inversamente, uma série de experiências recentes associou atitudes de otimismo, confiança, bom humor e fé a uma melhor resposta do sistema imunológico a muitas doenças. Os indivíduos são diferentes e reagem de maneira diferente a um mesmo tipo de estresse, de modo que os mais afetados podem desenvolver moléstias e os que reagem ao estresse de forma mais positiva e equilibrada acabam evitando a instalação das patologias.

Portanto, em todos os momentos do dia a dia, acordado ou dormindo, nosso organismo está o tempo inteiro fervilhando num tropel de hormônios, neurotransmissores, impulsos nervosos e reações imunes, sempre no afã de manter a homeostase. São ações automáticas rapidíssimas, um sem-número de vezes muito mais rápidas do que a própria percepção consciente do que acontece. Vamos dar alguns exemplos práticos, vendo o dia de uma família:

O casal ganhou um filho no mês passado.

A mulher tem agora muito ativo o hormônio prolactina, estimulando-a a produzir leite e ter vontade de amamentar sua criança.

O homem, à simples vista do seu filho, libera oxitocina, conhecida como "o hormônio do amor". Sente-se enternecido, quer ser o protetor e o provedor dessa criança, de sua família toda. Isso pode significar uma dose extra de adrenalina, para sentir-se estimulado a enfrentar qualquer dificuldade em sua nova tarefa de protetor.

A mãe, sob influência da mesma oxitocina, pega o bebê no colo, acarinha-o, beija-o, cobre-o com as asas da proteção.

Mesmo para estranhos, a simples visão da face rechonchuda de um bebê provoca sentimentos de ternura, muitos são os que sentem até vontade de passar-lhe a mão na cabeça, de apertar aquelas bochechas. Automaticamente, quando falam com ele, dirigem-lhe palavras suaves, falam como crianças também.

É o "hormônio do amor" amolecendo corações e provocando respostas instantâneas em fração de segundo.

Agora mamãe já amamentou; o bebê, de barriguinha cheia e com uma boa dose de leptina dizendo a seu hipotálamo que ele está saciado, que não tem mais fome, dorme como um anjo, sob os benfazejos efeitos da melatonina, o hormônio do sono.

Na cena seguinte, três horas depois, o pai aproxima-se da mãe, faz-lhe um carinho no rosto e sorri. A seguir, abraça-a. Beija-a nos lábios. A química começa a mudar: a carinhosa oxitocina começa a ser rapidamente substituída por testosterona no sangue dele. No dela também. A libido sobe. Sabem que o tempo do resguardo passou...

Quando pensam em dar o passo seguinte, a famigerada grelina, o hormônio da fome, atinge o hipotálamo do bebê que dorme e uma súbita injeção de cortisol o desperta, o que equivale a dizer que um leão acabou de ser solto na casa e ruge ferozmente.

Mamãe imediatamente se enche outra vez de gotículas de oxitocina e prolactina e escapa dos braços prementes de papai. O bebê chamou! Ela já vai pingando leite, ainda bem que está com o sutiã de taça.

Papai, amarrando a frustração (estresse!) do momento, está só começando o processo de educação que lhe vai ensinar que, assim que uma esposa vira mãe, o maridão vai ter que aprender a se colocar pacientemente no quarto...

No quarto... *lugar*. Porque os primeiros três agora são do filho.

Logo ele elimina o cortisol da frustração e usa o resto da testosterona, com mais um pouco de adrenalina; refaz-se proativo, passa a mão no celular e liga para o cliente hesitante – agora ele vai ter que comprar, ah, se vai!

Já vovó, 63 anos, está triste na casa dela. Justo hoje faz um ano que vovô deixou este mundo. Este "vale de lágrimas", segundo ela. Quarenta anos de casados. Por quê? Por quê? Tudo ficou tão mais escuro...

Para piorar, agora as juntas começaram a doer tanto. Esqueceu-se de novo o que viera fazer na sala. Ah, os óculos! Onde estarão esses óculos, meu Deus?

Precisa reagir, precisa ir ver o netinho, levar o sapatinho vermelho que tricotou esta semana. Sim, aquele pezinho tão lindo, aquela carinha tão fofa... Chegou a oxitocina, que desânimo que nada. Vovó troca de roupa, chama o Uber, vai ver seu filho querido, vai ver seu netinho adorado. Ah, e vai até ver sua nora de novo. Precisa ter paciência; ela agora é mãe também.

Anima-se no Uber. Uma dose de serotonina chegou. Agora uma de dopamina. Está se sentindo mais feliz.

É, a vida tem muita coisa boa ainda, vovó. Uma passada num bom médico pode deixá-la ainda mais luminosa, sem falta de ânimo, sem depressão, sem dor nas juntas.

A vida continua. E você pode viver 100 anos! Ou mais.

Já pensou?

capítulo 7

Genética, nutrigenética, nutrigenômica

Nos genes está latente a sensibilidade do organismo da pessoa a certas substâncias que fazem parte de sua alimentação.

A partir deste capítulo, os temas vão ficar cada vez mais técnicos e, às vezes, até um tanto controversos. Explico: daqui em diante, estaremos tratando daquilo que pode ser visto como "O Futuro da Medicina" ou "A Medicina do Futuro". Por consequência, não tenho a pretensão de esgotar o tema, mas, pelo contrário, deixá-lo aberto à livre curiosidade e opinião de todos.

Portanto, dentro desse campo de últimas descobertas científicas e de definição de tendências futuras ainda não consolidadas, muitas vezes poderemos estar pisando em solos movediços.

Por todas essas razões, vou tomar algumas precauções que facilitem o entendimento dos temas em dois níveis.

No primeiro nível, aquele que constitui a maior parte dos textos dos capítulos, farei uma apresentação geral dos tópicos tomando dois cuidados: não abusar do jargão e dos termos técnicos, fazendo uma descrição e uma avaliação que sejam práticas, rápidas e sucintas, tornando o texto acessível ao maior número de pessoas possível. Incluindo-se aí tanto a pessoa leiga quanto o técnico que já tem conhecimento prévio do assunto ou que tem pressa, simplesmente.

No segundo nível, por meio das referências bibliográficas e dos links colocados ao fim do livro, ofereço a possibilidade de qualquer pessoa interessada, seja um não técnico que quer aprofundar mais o assunto, seja um especialista que deseja dar continuidade a seus estudos técnicos sobre o tema.

GENÉTICA

Essa é a área da biologia que estuda a herança biológica. Seus grandes marcos são o trabalho pioneiro de Mendel (1865), a descoberta do DNA (1953) e o sequenciamento genético do Projeto Genoma Humano (1990 a 2003).

O gene é a unidade fundamental da hereditariedade. Ele é um segmento de um cromossomo, um segmento de DNA que tem informações particulares e que conduz à formação de uma cadeia de aminoácidos específica. Essa proteína pode então determinar uma característica do organismo, como a estatura ou a cor dos olhos, dos cabelos etc.

Descobriu-se que 99,9% da sequência genética de todos os humanos é idêntica. E que somente 0,1% de variação na sequência é que promove as diferenças de cor de pele e de cabelos, estatura etc.

Nos genes está latente a sensibilidade do organismo da pessoa a certas substâncias que fazem parte de sua alimentação. É um caminho de via dupla: tanto as mesmas substâncias alimentares podem receber dos organismos de pessoas diferentes respostas diferentes, como consequência de sua disposição genética hereditária, como o oposto pode acontecer – as substâncias dos alimentos acabam por impor uma mudança na expressão gênica causada pela substância absorvida. Essas duas possibilidades deram origem à nutrigenética e à nutrigenômica.

NUTRIGENÉTICA

É a área da ciência da nutrição que estuda as diferentes reações individuais a determinado nutriente ou dieta específica. A rigor, ela acaba mostrando que cada indivíduo deveria ter, idealmente, a sua própria dieta específica, determinada a partir de exames próprios e definida pela ação de um médico experiente.

NUTRIGENÔMICA

É a área que estuda as mudanças que diferentes nutrientes causam na expressão gênica. Os nutrientes são capazes de atuar sobre o genoma humano, de modo que certos genes acabam por ser regulados pelos hábitos alimentares do indivíduo e isso pode interferir na suscetibilidade a certas doenças crônicas.

DIETAS PERSONALIZADAS

Os estudos de nutrigenética e nutrigenômica demonstram, assim, que a tão procurada *dieta ideal* acaba tendo que ser uma *dieta personalizada*, exclusiva para aquele indivíduo cujos parâmetros genéticos e metabólicos foram testados com profundidade, a ponto de ele poder receber uma estratégia nutricional baseada em seu genótipo e em suas particulares necessidades do momento.

Essa é a condição ideal para que a alimentação possa, de verdade, seguir o milenar postulado de Hipócrates: "Seja o teu alimento o teu medicamento e seja o teu medicamento o teu alimento".

Potencialmente, desde já e num futuro muito próximo, uma grande variedade de genes pode ter sua expressão modificada pela adesão do indivíduo a hábitos alimentares mais saudáveis – *nutrigenômica*.

Ao mesmo tempo, o estudo das respostas individuais pela *nutrigenética* pode levar à formulação de dietas personalizadas ideais.

TESTES GENÉTICOS

Atualmente existe uma forma moderna e racional de avaliar as características genéticas individuais por meio das quais cada pessoa reage a diferentes formas de alimentação. São testes genéticos pessoais, realizados por laboratórios especializados. O material (saliva) é recolhido e encaminhado ao laboratório, que dá os resultados dentro de 14 a 45 dias, conforme a complexidade do exame encomendado.

É DO CÉREBRO, DO SISTEMA NERVOSO, DO ENDÓCRINO E DO IMUNE QUE VÊM AS CAUSA QUE LEVAM À OBESIDADE.

Assim, é possível determinar com bastante rigor o que é a dieta ideal para cada indivíduo. Recomendo que você dê uma olhada nos sites dos laboratórios cujos links estão no fim deste livro, para poder ter uma ideia mais ampla dos serviços que eles oferecem, bem como dos custos envolvidos. Esclareço que coloco esses links não para recomendar esses laboratórios, mas para poder dar todas as informações para as quais não disponho de espaço neste livro. Você pode pesquisar em sites de busca usando o texto "*teste nutrigenético*" e vai encontrar outros serviços disponíveis.

FARMACOGENÔMICA

Da mesma forma que se podem estabelecer as características genéricas de um indivíduo mediante testes voltados para fins nutricionais, pode-se também usar o conhecimento dessas características individuais para avaliar sua resposta a medicamentos específicos.

A resposta farmacológica a um medicamento difere de paciente para paciente, seu efeito terapêutico e sua toxicidade sendo variáveis em função da genética do indivíduo.

"*É claro que o organismo humano é complexo, com cerca de 25.000 genes, todos atuantes em ao menos alguns momentos. Assim, não se pode esperar que as variações à resposta às drogas, em função de variações genéticas, ocorram todas de forma separada. Desta maneira, a farmacogenética foca os efeitos de genes isoladamente. Por sua vez, um ramo de estudo companheiro da farmacogenética, chamado farmacogenômica, estuda os efeitos de vários genes simultaneamente (efeitos do genoma como um todo), bem como suas interações.*

Contudo, para alguns pesquisadores farmacogenética e farmacogenômica podem ser usadas, de forma geral, como conceitos sinônimos. Já para outros, a farmacogenômica busca, nos genes de indivíduos ou de grupos, marcadores genéticos relevantes que permitam prever efeitos tóxicos, efetividade clínica de determinados medicamentos."

capítulo 8

Obesidade

SERÁ QUE, NO FUTURO, O SOBREPESO SE TORNARÁ NORMAL A PONTO DE QUE, AS PESSOAS COM O PESO ADEQUADO AO SEU TIPO FÍSICO HOJE, SERÃO CONSIDERADAS MUITO MAGRAS AMANHÃ?

Le Mal Du Siècle – O Mal do Século. Assim ficou consagrada uma expressão que, na França do século XIX, se referia a uma crise de crenças e valores cheios de tédio, melancolia, desilusão, pessimismo, que caracterizou um grande grupo de autores do Romantismo literário. O Mal do Século XIX era, assim, o pessimismo mórbido.

Na Samoa Americana, o país mais gordo do mundo, 75% dos habitantes são obesos. O mesmo vale para 40% dos norte-americanos e 20% dos brasileiros. Porém, os obesos estão incluídos num grupo muito maior: 75% dos norte-americanos têm sobrepeso, assim como 55% dos brasileiros. Se as tendências continuarem assim, para o ano de 2030 as previsões antecipam 85% dos norte-americanos e 65% dos brasileiros com sobrepeso.

Num país onde 9 entre cada 10 habitantes – ou, para nós, 7 entre cada 10 brasileiros – terão excesso de peso, as pessoas na faixa de peso saudável se tornarão a exceção.

Será que, no futuro, o sobrepeso se tornará normal a ponto de que, as pessoas com o peso adequado ao seu tipo físico hoje, serão consideradas muito magras amanhã? Isso já acontece na Samoa, por razões genéticas, é claro. Uma pessoa que não seja obesa ou que, ao menos, não tenha um respeitável excesso de peso, não é vista como saudável nem bela.

Em contrapartida, vale dizer que só 3,6% dos japoneses e só 5% dos chineses são obesos. Contudo, nas grandes cidades chinesas, onde existem todos os fatores estressores da vida moderna e onde a *fast-food* já impera, o número de obesos chega a 20%. Ah, nada como um bom hambúrguer com milk-shake para apavorar uma balança!

APRENDENDO COM O JAPÃO

No Japão, um indivíduo com sobrepeso é visto como uma vergonha *para a família*, pois ela não está sabendo corrigir um sujeito que é encarado, com desprezo, como um incompetente e um preguiçoso. O peso cultural e social é muito maior. Você começa a ganhar peso e a família inteira cai em cima o tempo todo.

Outra grande diferença está no tamanho das porções. Há milênios os japoneses estão acostumados a comer porções muito menores do que os norte-americanos e os brasileiros. Nada de encher pratarrões, como nós costumamos fazer aqui. E, depois... repetimos. Que dirá lá mais ao norte, no país do *all you can eat.*

Nas apinhadas cidades japonesas, ter um carro é mais problema que solução. Com um sistema de transporte público perfeito, os japoneses só não o usam quando preferem caminhar ou ir de bicicleta.

A carne por lá é muito cara, então aparece como pequenas porções de peixe ou frango. O resto, além do proverbial arroz, é constituído de algas e vegetais com muita fibra.

E o *Hara Hachi Bu* então? É considerado um traço de boa educação não raspar o prato até o fim. Essa expressão significa *parar quando você está satisfeito*, antes de começar a se sentir desconfortável e empachado. *P*ense nesse termo quando for na churrascaria.

Japoneses costumam cozinhar usando muito pouca gordura ou óleo. Outra coisa: eles não têm o hábito de comer sobremesa depois do almoço ou jantar.

Além disso, eles comem usando os *chopsticks* – os hashi ou pauzinhos, como dizemos aqui no Brasil –, equilibrando graciosamente porções delicadas entre suas pontas. Nada de garfos e colheres com porções enormes, que enchem a boca desmensuradamente. Isso os ajuda a levarem mais tempo numa refeição, dando ocasião para que o hormônio da saciedade, a leptina, possa cumprir sua missão.

Ah, eles comem muita comida fermentada, o que permite ter uma flora intestinal mais variada e competente que a nossa. E, para completar, não existe a cultura do refrigerante. As bebidas normais deles são a água e uma enorme variedade de chás não adoçados.

Não é à toa que esse é o país desenvolvido menos obeso do mundo.

FUMO E *FAST FOOD*

Você lembra quando o governo brasileiro proibiu a propaganda de cigarros nos meios de comunicação? Isso fez parte de uma campanha cerrada contra o tabagismo que deu muito certo. Hoje, em 2019, menos de 10% dos brasileiros ainda fumam. Tudo para livrar a população, em especial as crianças e os jovens na puberdade e adolescência de contrair um vício difícil de combater depois, que faz muito mal à saúde.

Pois veja só: o prefeito de Londres quer fazer a mesma coisa. Não com o fumo, mas com a *fast-food*! Tudo para livrar a população, em especial as crianças e jovens na puberdade e adolescência de consumirem alimentos não saudáveis. Ele quer proibir que as companhias de *fast-food* façam propaganda no metrô e nos ônibus, como plano para combater os níveis crescentes de obesidade infantil.

Ele disse que quer reduzir a influência e a pressão colocadas sobre as crianças e as famílias para fazerem escolhas não saudáveis. Cerca de 40% das crianças entre 10 e 11 anos na capital inglesa têm excesso de peso ou são obesas, um dos maiores índices da Europa.

Pois é, prefeito Sadiq Khan, Amsterdã já fez isso meses atrás e deu certo. O Brasil também, só que com o cigarro.

O PROBLEMA É OUTRO

Até agora eu mostrei somente números da tétrica epidemia de obesidade que assola o mundo e o Brasil e, com o exemplo do Japão, de Londres e de Amsterdã, como a qualidade e a quantidade do que se come afeta a tendência ao excesso de peso.

Contudo, o problema do sobrepeso não está na sua boca. Ele está entre suas orelhas. Sim, é no que existe dentro do seu crânio que está a maior parte do problema. Hora de lembrar o que você leu nos capítulos sobre metabolismo, hormônios e psiconeuroimunoendocrinologia.

É do cérebro e dos sistemas nervoso, do endócrino e do imune que vêm as causas que levam à obesidade.

Se fosse só uma coisa de saber parar quando saciado, de comer em proporção ao gasto energético que se tem no dia, tudo seria muito exato e muito simples. A maior parte dos japoneses ainda faz isso, mesmo nos dias de hoje. Mas não os brasileiros, como já vimos.

A verdade é que nós não comemos para alimentar o corpo, *nós comemos para ter PRAZER!* Que é uma *emoção*. Comer torna-se então um ato emocional.

Vamos olhar para algo extremamente elementar para compreender isso. Você está pressionado por aquele trabalho exaustivo, chato mesmo, que tem que ficar pronto até o fim do dia. Depois de algum tempo você sente o cansaço, se desconcentra... Então chega o momento mágico de parar para o cafezinho. Ah, você pode parar com aquilo tudo e sorver aquele bendito líquido *doce* e aromático. Seu colega faz a mesma coisa e sai para o espaço onde pode fumar também.

Ah, aquele prazer! Nada é mais evocativo do bico do seio materno que a ponta do filtro de um cigarro, que você suga com tanto gosto. Nada é mais evocativo do doce leite materno que o doce conteúdo da xícara de cafezinho. Pois é, tal qual a gente fazia de três em três horas, quando berrava e ganhava como prêmio o calor, o aconchego e o doce líquido para sugar, mais ou menos nesse mesmo período de tempo (é o ritmo circadiano) nós mantemos a tendência a querer parar e... mamar. Um momento de paz e recompensa, longe da rotina, junto do prazer.

Pode não ser o cafezinho, pode não ser o cigarro. Para isso existem na gaveta a barra de chocolate, o pacotinho de biscoitos, as balas; em último caso, se não dá para sair um pouquinho, sobra o chicletes.

Mas é boca, sempre a boca, que serve para a entrada do PRAZER. Até porque – ninguém é de ferro – chegou enfim a *hora do almoço*!

Você corre para o restaurante, padaria, lanchonete, boteco, o que for. Desde que tenha comida *gostosa*. Sim, porque você não está a fim de colocar nutrientes adequados na proporção ideal para dentro do seu corpo. Você quer matar esse pouquinho de fome que apareceu, quando a grelina está cumprindo sua parte do acordo.

Você está no "por quilo". Incrementado, daqueles com mais de 30 variedades. Você começa inocentemente, vai colocando no prato aquilo que é *gostoso* para você. O problema é que tem *muita* coisa gostosa. Então vai um pouco mais daquilo, um pouco menos disso... Ah, o molho. As fritas! Não pode deixar o queijo de lado. Pronto: balança.

Caramba, 710 gramas, parece incrível. Primeira sensação de culpa. Leve. Mais pesado é o preço final. *E pra beber, senhor?*

Um japonês tomaria chá. Mas você... Bem, agora já foi mesmo, um pouco mais de calorias, paciência. Culpa um pouco maior. Mais uns reaizinhos na conta. Ao menos você pode pegar a sobremesa, bobo se não pegar, pois de qualquer maneira está incluída no preço.

E aí você detona o conteúdo do pratarrão. E vai até o fim do fim, afinal você está pagando. Só sobraram aqueles dois ossinhos e um pedaço de tomate sem graça.

Chega a sobremesa e, hum, está com pouco açúcar, ou então você está cheio demais. Porém, você está pagando por ela, portanto, vai comer estando ruim mesmo. E o cafezinho, é claro, um 3F (fraco, frio e fedorento, como dizem os paulistas) típico desse restaurante.

Está finalizado, um almoço de 2.300 kcal. Tudo o que você precisa para um dia. Que já teve o café da manhã reforçado. E, claro, vai ter um docinho mais tarde, e um jantar gostoso. Bem, ninguém é de ferro.

Em resumo, você vai comer nesse dia, de novo, muito mais do que o seu organismo precisa e pode absorver. O resto agora é com o seu metabolismo.

Se você é daqueles sortudos que podem comer um boi pela perna e não engorda nunca, então você vai se livrar dos excessos, o que não significa que esse hábito está fazendo bem para o seu organismo. Se não for, você vai ganhar mais peso. E, inevitavelmente, um pouco mais de culpa.

No entanto, aproveito aqui para reiterar que, apesar da narrativa cômica sobre como agimos durante as refeições, obesidade e sobrepeso não são divertidos, e quem passa por isso sofre muito.

Sim, porque obesidade é uma *moléstia*, uma doença tão grave que virou uma *pandemia* mundial. Enfrentá-la é como literalmente enfrentar um leão a cada dia.

Debochar de uma pessoa gorda é o mesmo que debochar de alguém porque é fumante e não consegue deixar o vício. A situação é completamente análoga. Ambos se tornaram dependentes compulsivos de algo que reconhecem fazer-lhes mal à saúde, mas que, ao mesmo tempo, lhes dá momentos de intenso prazer e relaxamento.

Nessas pessoas, a psique e o corpo se unem para criar um círculo vicioso que levam à dependência químico-psicológica e causam a compulsão. Portanto, é preciso estudar a fundo para entender por que, na maioria das vezes, as dietas alimentares restritivas não funcionam. Então vamos fazer um pequeno recuo na história do ser humano.

Como já falamos no capítulo 4, o período Paleolítico foi marcado por quando os humanos descobriram que podiam criar animais em cativeiro e cultivar grãos. Foi a chamada *revolução agrícola*, que mudou tudo para a humanidade, pois alterou completamente sua base alimentar e econômica.

Dois milhões e meio de anos formaram o nosso genoma, o qual, nestes últimos 10 mil anos de período Neolítico, não mudou praticamente nada. Ainda temos a mesma constituição genética dos nossos ancestrais do Paleolítico, mas o ambiente a que estamos expostos hoje é completamente diferente.

Em um tempo que é extremamente curto para que possa haver grande transformação do genoma, passamos de uma vida ativa nas matas e savanas na condição de caçadores-coletores para uma vida maciçamente sedentária em cidades e metrópoles.

O rígido caçador, de consistência corporal granítica, transformou-se no molengão comprador compulsivo, membro da civilização do automóvel e da cadeira, de consistência corporal gelatínica, às voltas com o nervo ciático e com e a *dor nas juntas*. E com obesidade, naturalmente.

SEDENTARIEDADE

Você já viu um sofá de índio? Pois é, quando os portugueses chegaram ao Brasil em 1500, nossos indígenas viviam ainda no Paleolítico ou numa incipiente transição para uma agricultura rudimentar neolítica, sem deixar totalmente o nomadismo. Faziam tudo em pé e tudo a pé. Descansavam acocorados e dormiam em redes, não em camas box, com colchões de espuma de densidade 30. Eram ainda pessoas extremamente ativas, muscularmente rígidas.

Nós, hoje, somos *cadeira-dependentes*. Avalie honestamente quanto tempo você passa sentado por dia. Levanta, senta no vaso, senta no carro ou ônibus, senta no escritório, senta na lanchonete, volta a sentar no escritório, senta no ônibus, metrô ou carro, senta no sofá da sala, deita na cama e dorme. Amanhã repete tudo de novo. Só que isso é equivalente e ficar sedentário cerca de 80% do seu tempo, não é mesmo?

Pois eu tenho que lhe dizer que a cadeira é, na verdade, uma grande inimiga da saúde. Porque nós abusamos demais dela. E a cadeira trabalha *contra a* ***gravidade***, que é para dar conformação

AVALIE HONESTAMENTE QUANTO TEMPO VOCÊ PASSA SENTADO POR DIA.

ao nosso corpo. Quero chamar a sua atenção para um artigo e um livro que tratam genialmente desse assunto. O artigo é de Vybar Cregan-Reid e começa dizendo:

"O sedentarismo pode fazer com que a cadeira tenha um papel mais importante do que o computador na sociedade moderna. Por que não há cadeiras na Bíblia ou em todas as 30 mil linhas escritas por Homero? Tampouco existem na peça Hamlet*, escrita em 1599. Mas em meados do século XIX, a história é completamente diferente. No livro* A Casa Soturna*, de Charles Dickens, de repente há 187 menções a elas. O que mudou?*

Com o ato de ficar sentado por muito tempo às vezes sendo descrito como 'o novo tabagismo', sabemos que passar longos períodos em cadeiras é ruim para nós. As cadeiras não são apenas insalubres – elas, assim como a poluição do ar, estão se tornando quase impossíveis de serem evitadas pelos humanos modernos."

Você pode continuar lendo este interessante artigo aqui:

Um trabalho ainda mais abrangente pode ser encontrado no livro da Dra. Joan Vernikos *Sitting Kills, Moving Heals* (Sentar mata, mover-se cura).

Vernikos é uma cientista que foi diretora de ciências da vida da NASA e conduziu os trabalhos de condicionamento físico dos astronautas para as missões no espaço, inclusive o de John Glenn para retornar ao espaço aos 77 anos, em 1998, quando era senador. Glenn foi o primeiro norte-americano a circundar a Terra em uma cápsula, em 1962.

A Dra. Joan Vernikos estudou a fundo os efeitos da gravidade zero sobre o organismo humano e, desde então, passou a defender uma maior exposiçao dos seres humanos normais à ação da gravidade, para terem uma vida mais longa e um envelhecimento muito mais saudável. Em 2000, ela se aposentou da NASA. Hoje ela tem 85 anos e, como conferencista e autora, continua exercendo uma liderança importante no campo da luta contra o estresse e a favor do envelhecimento saudável e ativo, do qual ela é um eloquente exemplo que poderia muito bem estar no primeiro capítulo deste livro.

Você pode vê-la e ouvi-la aqui neste vídeo recente:

Joan Vernikos – Born to Move: A Body in Motion Stays Healthy Longer
https://www.youtube.com/watch?v=uSO7QCxYG80

Em português existe um outro livro, que pode ser encontrado em diversas livrarias: *A gravidade: esta grande escultora*, de Joan Vernikos e Thais Russomano

Com toda sua autoridade de profunda conhecedora dos efeitos da gravidade – e da falta deles – sobre a saúde humana, a Dra. Vernikos defende que a restauração da movimentação mais plena *nas horas normais do dia, em casa e no trabalho*, com uma enorme redução do tempo sedentário *sentado*, é mais importante do que só as caminhadas ou mesmo as horas na academia como atividades esporádicas.

SEU CORPO E SEU CÉREBRO NÃO QUEREM QUE VOCÊ EMAGREÇA

Comer excessivamente e ser sedentário não são os únicos problemas, pois, quando você resolve que vai se exercitar e deixa de comer demais, seu organismo resiste a perder peso. E essa é uma história muito antiga. Assim, vamos voltar alguns milênios, até o Paleolítico.

O homem caçador-coletor não podia fazer reserva de comida. Comia quando conseguia caçar. O que aguentasse, porque ninguém podia saber quando ia pegar uma nova caça. Da mesma maneira, frutos, raízes e folhas sumiam durante os tempos de seca ou de neve.

Então o humano Paleolítico desenvolveu à perfeição seu mecanismo de estocar energia dentro do próprio corpo, como *gordura*. Nos momentos de fartura, comia regalado e engordava. Depois, vinha um tempo em que não existia mais o que comer. Era o tempo da *fome*. E nossos antepassados aprenderam a arte do jejum, que durava muitos dias.

Comia-se bem ou comia-se nada. Essa era a boa vida e todo mundo vivia *contente*. Na ausência do freezer e do refrigerador, ele estocava comida sobrante na forma de gordura no tecido adiposo. Depois podia viver muitos dias sem comer nada, metabolizando suas gorduras de reserva.

Como já comentei, o nosso genoma, que foi desenvolvido nessa época, não mudou nada. Então, continuamos prontos para sobreviver usando nossas reservas de gordura nos tempos de escassez e fome.

O problema é que os tempos de escassez e fome acabaram para muitos de nós. A comida tornou-se abundante, barata e disponível a quase todos. Um dado triste é que hoje no planeta Terra o número de habitantes que enfrenta subnutrição e fome é da ordem de 800 milhões, uma vergonha. Já o número de obesos já ultrapassou um bilhão, tornando essa vergonha maior ainda.

Analisando essa informação, descobrimos que estamos sempre prontos para os sete anos de vacas magras, só que agora as vacas são gordas, cada vez mais gordas, o tempo todo. A gente acaba sem ter em que gastar nosso estoque de gorduras acumuladas. Contudo, o corpo continua com seus comandos para estocar gordura para os instantes de escassez e fome. E a comida é cada vez mais abundante. Então nós já não precisamos nos preocupar em comer para sobreviver. Podemos nos dar ao luxo de comer para ter prazer. Sempre o mais *gostoso*, que, normalmente, inclui gordura e carboidratos além da conta.

No entanto, esse acúmulo progressivo de gordura que não é consumida regularmente acabou levando a um beco sem saída. Especialmente quando começamos a incluir em nossa alimentação os produtos abundantes da industrialização.

Primeiro, o açúcar, depois, a farinha refinada, os óleos vegetais, os grãos "beneficiados" e as carnes "marmorizadas" – isto é, repletas de gordura saturada.

A quantidade de carboidratos processados subiu vertiginosamente, assim como a de gorduras saturadas e, mais modernamente, de gorduras trans. E com adição de mais açúcar e sal nos processados.

Nosso corpo não estava preparado para essa autêntica revolução qualitativa. Passou a ser alimentado com coisas que nunca fizeram parte dos cardápios de formação de seu genoma.

A consequência foi uma série de novas respostas alérgicas e hormonais. Uma das mais dramáticas acabou sendo o desenvolvimento da *resistência à insulina*. Esse hormônio, produzidos por células especializadas no pâncreas, tem a função prioritária de colocar para dentro das células a glicose que está circulando no sangue ao fim do processo digestivo dos alimentos ingeridos.

À medida que o teor de glicose vai subindo no sangue, as células especiais do pâncreas começam a produzir mais e mais insulina, até que toda a glicose necessária à produção de energia nas células esteja metabolizada. Só que um acréscimo muito grande e muito rápido de glicose no sangue, como o que resulta da metabolização das grandes quantidades de carboidratos simples altamente solúveis da nossa alimentação atual, força uma hiperfunção no pâncreas, e grandes quantidades de insulina são secretadas imediatamente.

Muita insulina no sangue acaba provocando a resistência à insulina nas células. Esse hormônio deixa de ter eficiência em sua função normal e se acumula na corrente sanguínea. A gordura cresce nas células adiposas e isso ajuda a promover ainda mais resistência à insulina. Um círculo vicioso se estabelece.

Resultado: começa a sobrar glicose no sangue. Em consequência, ela extrapola o limite máximo de normalidade e o indivíduo torna-se *pré-diabético*.

Nesse momento, ele, possivelmente, já desenvolveu um conjunto de perturbações correlacionadas, que recebe o nome de ***síndrome metabólica***: resistência à insulina, resistência à leptina, hipertensão, sobrepeso, aumento de triglicérides, colesterol e muitos outros.

Com mais algum tempo nessas condições de alimentação e com muita sedentariedade, a gordura começa a se acumular no corpo, inclusive no abdômen (gordura visceral) e a pessoa vai ficando cada vez mais barriguda. A gordura visceral é a mais perigosa (não que as outras não o sejam) e os danos ao sistema cardiovascular começam a se formar.

Então o ***diabetes tipo 2*** instala-se finalmente.

Esse é outro grande mal da humanidade atualmente, explodindo endemicamente junto com sua irmã gêmea, a obesidade.

Como dizem dados do Ministério da Saúde, no Brasil: "Em 10 anos, entre 2006 e 2016, o número de brasileiros com diabetes aumentou 61,8%. Isso significa que a doença que atingia 5,5% da população agora atinge 8,9% das pessoas (9,9% das mulheres e 7,8% entre os homens)". Os dados são da pesquisa de Vigilância de Fatores de Risco e Proteção para Doenças Crônicas por Inquérito Telefônico (Vigitel) do Ministério da Saúde.

No mundo, onde temos atualmente 1,2 bilhão de pessoas obesas, cerca de 500 milhões são portadoras de diabetes.

A Sociedade Brasileira de Diabetes tem sua própria avaliação: ela estimou o número de doentes em cerca de 13 milhões no Brasil, em 2018. E afirma que esse número pode dobrar nos próximos 30 anos:

DIETAS PARA PERDA DE PESO

Se voltarmos ao que vimos nos capítulos sobre metabolismo, hormônios e psiconeuroimunoendocrinologia, fica fácil entender por que as dietas de restrição calórica sozinhas têm pouca chance de dar resultados satisfatórios e, principalmente, ***duradouros*** para a perda do peso excessivo. Isso porque a abordagem à obesidade deve ser multidisciplinar. São muitos os sistemas envolvidos com a tendência ao sobrepeso, a começar pelos emocionais.

Segue-se depois a reação natural do organismo, que é avarento com sua gordura acumulada, na qual vê a sua segurança para os momentos de escassez de alimento. Assim, quando você começa a comer hipocaloricamente, a leptina cai naturalmente, o que é decodificado no hipotálamo como *perigo de vida!*

O sinal mandado agora é: *hora de economizar, pessoal*. E o organismo começa a apresentar uma resistência maior à liberação de gorduras para usá-las como combustível no lugar da glicose que está escassa. Em contrapartida, a sensação de fome aumenta: vem mais grelina do estômago. Os sistemas todos forçam a redução de consumo de energia, tal como aprenderam a fazer no Paleolítico (redução do metabolismo basal). E, mais terrível, melhoram a capacidade de processar o pouco que comemos na dieta com mais eficiência, para não ter que gastar as reservas de gordura, que defendem desesperadamente.

E ainda fica a *memória* dessa fase no corpo: quando você finalmente interrompe a dieta, por mais alguns dias os hormônios

São muitos os sistemas envolvidos com a tendência ao sobrepeso. A começar pelos emocionais.

continuam dizendo que você está com fome e conservam você em "alta performance", para processar tudo o que você comer com máxima eficiência, facilitando a recuperação do peso perdido. Caramba, é o *efeito ioiô* ou *efeito sanfona.*

Por tudo isso se vê que a resposta à necessidade de perder excesso de peso corporal não pode ser um processo açodado, apressado, atrás de resultados rápidos e milagrosos.

Fala-se acertadamente em reeducação alimentar. Só que isso ainda é pouco. O processo de reeducação tem que ser mais amplo, deve ser também de atividade física e de reposicionamento psicológico.

Um bom acompanhamento médico pode ajudar muito nessa hora, avaliando as condições metabólicas e hormonais da pessoa e encontrando as melhores formas nutrigenéticas para cada caso.

E, conforme esse caso, o reposicionamento psicológico também deve ser orientado profissionalmente.

capítulo 9

Células-tronco

A IMPORTÂNCIA DAS CÉLULAS-TRONCO DECORRE, EM PRIMEIRO LUGAR, DE SUA CAPACIDADE DE DAR ORIGEM A TODOS OS TIPOS DE CÉLULAS QUE O ORGANISMO ADULTO VAI PRECISAR.

Este capítulo, assim como o da nanotecnologia, é consideravelmente mais denso do que os outros, porque terei de ser mais técnico ao abordar temas que ainda estão em fase acelerada de pesquisa e desenvolvimento, com novidades surgindo a todo instante, com centenas de milhões de dólares investidos, milhares de patentes novas e muitos segredos industriais e militares escondendo descobertas de ponta.

As bases teóricas são mais complexas e trabalha-se o tempo todo no campo do invisível a olho nu, ora no nível dos micrômetros, ora no nível do nanômetros.

No entanto, este não é um livro *técnico*, mas um livro de *divulgação científica*, cujas finalidades são:

1. Mostrar ao leitor as muitas novidades que surgem e surgirão no futuro próximo no campo da medicina.
2. Alertá-lo para que, ao tomar conhecimento delas, você não deixe de se preparar para aproveitá-las da melhor maneira possível, para a sua saúde e a de seus familiares.

Sendo assim motivado o livro, procura-se nele evitar o jargão técnico sempre que possível. Contudo, com temas como o deste capítulo, isso é mais difícil de ser alcançado. Assim, vamos tentar manter a comunicação acessível ao maior número de leitores possível, sem querer cobrir todos os assuntos dentro de um espaço tão limitado e sem, ao mesmo tempo, deixar de dar atenção aos fundamentos teóricos e suas definições – e sem deixar de dar sempre um bom número de referências em cada capítulo, para permitir que os leitores mais interessados em aprofundar os temas tenham fontes confiáveis para fazê-lo.

FUNDAMENTOS

O corpo humano tem por volta de 1 trilhão de células, de 216 tipos diferentes. Entre eles, existe uma categoria toda especial: as *células-tronco*.

Elas são a forma fundamental e podem transformar-se em todos os outros tipos de células, com maior ou menor possibilidade de *diferenciação*.

Somente as células que existem no embrião humano – por isso chamadas de células-tronco *embrionárias* –, de preferência entre os quatro e cinco dias de vida, são capazes de transformação em qualquer tipo de célula, pois são as únicas que não estão ainda diferenciadas. Elas podem dividir-se e gerar novas células embrionárias idênticas a elas; e podem, também, transformar-se em qualquer outro tipo de célula adulta, sem exceção. Por isso essas células-tronco mais jovens são denominadas *totipotentes*.

Após a implantação no útero, as células-tronco embrionárias perdem essa capacidade de diferenciação total, pois deixam de ser capazes de gerar um indivíduo por completo. Mas ainda são capazes de se diferenciar em células adultas. Por causa dessa limitação, elas são denominadas *pluripotentes*.

Existem células-tronco também no corpo adulto e, por isso, elas são chamadas de células-tronco *adultas*. Como as embrionárias pluripotentes, elas podem dar origem a alguns diferentes tipos celulares. Menos versáteis que aquelas, são denominadas *multipotentes*. São encontradas em diferentes partes do corpo, com especial destaque para a medula óssea e o cordão umbilical, e se destinam a renovar estruturas do corpo.

A quarta categoria são as células-tronco adultas que só se diferenciam em uma única linhagem. São chamadas *unipotentes* e se prestam à regeneração de um único tipo específico de célula; como exemplo temos as células *espermatogônias*, células-tronco que originam somente os espermatozoides.

Existe ainda uma quinta categoria de células-tronco. São as células-tronco *pluripotentes induzidas*. Nesse caso, no laboratório, as células adultas são submetidas a ação de um vírus, o que modifica o DNA. Assim, essas células adultas são reprogramadas e voltam ao estado de células-tronco embrionárias.

As células-tronco podem ser:

EMBRIONÁRIAS
- Totipotentes
- Pluripotentes

ADULTAS
- Multipotentes
- Unipotentes
- Pluripotentes induzidas

A importância das células-tronco decorre, em primeiro lugar, de sua capacidade de dar origem a todos os tipos de células de que o organismo adulto vai precisar. E garantem, também, a renovação dessas células e tecidos correspondentes ao longo de toda a vida.

Em segundo lugar, vem a possibilidade de usar-se os diferentes tipos de células-tronco, naturais ou induzidas, para tratar um grande número de moléstias, como leucemia e doenças hematológicas, doenças cardíacas, câncer, diabetes, doenças genéticas e autoimunes, demências, lesões da medula espinhal, linfomas e outras.

Em especial as células embrionárias têm potencial para tratar qualquer doença em que ocorra degeneração dos tecidos, conforme aponta a maior parte das pesquisas. Contudo, em alguns países, o uso dessas células embrionárias não é permitido, geralmente por causa de pressões políticas exercidas por grupos religiosos.

No Brasil, com a aprovação da Lei de Biossegurança, o uso de células-tronco embrionárias é permitido desde 2005, com algumas restrições, à época, segundo o Ministério da Saúde:

"Os embriões precisam estar congelados há pelo menos três anos e só podem ser usados mediante consentimento dos genitores. Não é permitida a comercialização de embriões, nem sua produção e manipulação genética. São proibidas as clonagens terapêuticas para aplicação em pesquisa e a reprodutiva. As terapias com o uso de células-tronco ainda estão em fase de pesquisa, podendo ser aplicadas somente de forma experimental por pesquisadores cujo projeto de pesquisa tenha sido aprovado previamente pelos Comitês de Ética em Pesquisa (CEPs)."

Já o uso de células-tronco adultas não enfrenta esse tipo de restrição, sendo que são utilizadas comumente em processos de renovação de órgãos.

Entre as células-tronco adultas, dita multipotentes, existem dois tipos mais conhecidos:

Hematopoiéticas – Presentes no sangue e na medula óssea, diferenciam-se em células sanguíneas, como hemácias, leucócitos e plaquetas. São retiradas da medula óssea (não confundir com medula espinhal; a medula óssea é retirada de dentro de ossos, não da coluna vertebral) ou do sangue do cordão umbilical. Não se usam células do próprio paciente, sendo necessário encontrar um doador saudável e compatível. Transplantes de medula óssea são usados, por exemplo, em casos de leucemia ou quando o uso de quimioterapia e radioterapia intensivo destruiu, junto com as células cancerosas, as células-tronco hematopoiéticas do paciente. Aplicam-se as células-tronco do doador na veia do paciente e, quando elas chegam à medula dos ossos, substituem as células que morreram, passando a produzir glóbulos e plaquetas.

Mesenquimais – Diferenciam-se em células de tecidos sólidos: cartilagem, ossos, músculos, gordura etc. São retiradas do cordão umbilical, de tecido adiposo ou de dentes de leite. Podem ser usadas células do próprio paciente.

Uma vez retiradas, as células-tronco são levadas para o laboratório em um meio de cultura próprio, que impeça a contaminação por microrganismos. Depois, são separadas, multiplicadas e armazenadas à temperatura da ordem de *menos 196° C*, em contêineres com nitrogênio líquido.

A seguir, vamos conhecer um grande número de aplicações das células-tronco, algumas delas já consagradas, outras em fase experimental e ainda outras como verdadeiras descobertas destes últimos meses de 2019.

1. Importante descoberta em células-tronco pode reforçar pesquisas. Uma inovação!

Uma nova abordagem permitiu que os cientistas criassem células-tronco de potencial expandido (EPSC), na sigla em inglês para *expanded potential stem cells* usando tanto células-tronco de porco como humanas. Sendo um novo tipo de pluripotentes induzidas, elas extrapolam as limitações destas e se aproximam muito mais das propriedades das células embrionárias.

Até então não havia sido possível fazer esse desenvolvimento de células embrionárias a partir de células de animais de fazenda, como os porcos.

As EPSCs surgem do cultivo de células no estágio mais inicial de desenvolvimento, quando o ovo fertilizado se dividiu em 4 ou 8 células e estas retêm sua *totipotência*, isto é, sua capacidade de produzirem todos os tipos de célula.

Essas EPSCs possuem uma potência de desenvolvimento que não é vista, pelo geral, nas células pluripotentes induzidas, podendo produzir todas as linhas embrionárias e extraembrionárias.

Aplicações no combate à calvície:

Se você é daqueles que contempla diariamente um pente que fica com mais cabelos que o alto de sua cabeça –, e se é daqueles que não acreditam que é dos carecas de que elas gostam mais – então você vai gostar de saber desta tremenda novidade:

2. Folículos capilares funcionais criados a partir de células-tronco

Cientistas criaram cabelo de aparência totalmente natural, crescendo na pele a partir de células-tronco pluripotentes induzidas. É uma realização extraordinária, que vai revolucionar toda a enorme indústria que se dedica ao tratamento da calvície, com mais do que os escassos resultados obtidos hoje.

Agora, os pesquisadores chegaram a um método robusto e altamente controlado de gerar cabelo similar ao natural, que cresce na

A TRANSDIFERENCIAÇÃO OFERECE UMA CAMINHO NOVO PARA A REGENERAÇÃO, POSTO QUE ACENA COM A POSSIBILIDADE DE VIR A CONVERTER, POR EXEMPLO, CÉLULAS SANGUÍNEAS OU DA PELE EM NEURÔNIOS.

pele a partir de uma fonte ilimitada de células papilas humanas IPSC--derivadas (as células denominadas papilas dermais são as que, dentro do folículo capilar, controlam a qualidade e o crescimento do cabelo).

Diferentemente de quaisquer outros métodos de regeneração de folículos capilares, as células humanas iPSCs (células-tronco pluripotentes induzidas) proporcionam um suprimento ilimitado de células, o qual pode ser derivado de uma única coleta de sangue.

3. O primeiro músculo humano desenvolvido a partir de células-tronco

Cientistas da Universidade Duke, nos Estados Unidos, desenvolveram o primeiro músculo esquelético humano a partir de células-tronco pluripotentes induzidas em humanos. (iPPSCs – *human induced pluripotent stem cells*). Eles consideram que essa nova técnica seja promissora para terapias celulares, descoberta de medicamentos e estudos de doenças raras.

As iPPSCs são importantes na medicina regenerativa porque conseguem gerar qualquer tipo de célula no corpo e podem se propagar-se indefinidamente; a versão induzida pode ser gerada a partir de células adultas em vez de embriões.

4. Transdiferenciação, a tecnologia que está revolucionado a neurociência

Em 2006, o médico Shinya Yamanaka e o biólogo Sir John Gurdon produziram as primeiras células-tronco pluripotentes induzidas (iPPSCs), o que os levou a receberem em 2012 o prêmio Nobel de Medicina/Fisiologia. Elas foram importantíssimas, porque apresentam a capacidade de serem usadas facilmente na própria pessoa que as forneceu, o que elimina o problema da imunocompatibilidade com um doador externo.

Com essa metodologia nova, uma célula adulta pode ser reverti da para o estágio de célula-tronco embrionária. E esta, por sua vez, pode ser diferenciada no outro tipo de célula adulta que se quer.

É aí que surge, atualmente, a *transdiferenciação*. Enquanto as iPPSCs são intermediárias entre uma célula adulta original e a célula adulta que se quer, a transdiferenciação força uma célula madura a se converter em outra célula madura diretamente, sem o estágio embrionário induzido.

A transdiferenciação oferece um caminho novo para a regeneração, posto que acena com a possibilidade de vir a converter, por exemplo, células sanguíneas ou da pele em neurônios.

Mas ela não nos leva a afirmar que os métodos de produção e uso da iPPSCs devem ser deixados de lado. Na verdade, em muitos casos, eles vêm sendo aplicados com muito sucesso.

5. Certas células-tronco placentárias podem regenerar o coração depois de uma lesão cardíaca

Investigadores da Escola de Medicina do Monte Sinai, em Nova York demonstraram, em um estudo publicado em 20 de maio de 2019, que células-tronco derivadas da placenta, conhecidas como células Cdx2, podem regenerar o músculo cardíaco depois de uma ataque do coração, em modelos animais.

Os pesquisadores conseguiram que as células-tronco identificassem o local da lesão e viajassem pela corrente sanguínea diretamente para a lesão, evitando a rejeição pelo sistema imune do paciente.

As células Cdx2 têm todas as proteínas das células-tronco embrionárias, que podem gerar todos os órgãos do corpo. No entanto, têm também proteínas adicionais, que lhes permitem viajar diretamente para o local da lesão no músculo cardíaco.

6. Engenharia de tecidos: a grande figura no crescimento de intestinos delgados

Produzir intestinos a partir de células-tronco. Essa é uma das muitas possibilidades do que se denomina engenharia de tecidos.

Bebês prematuros podem ter intestinos e todo o trato gastrointestinal muito subdesenvolvidos ou podem desenvolver doenças como a enterocolite necrotizante. Alguns deles são simplesmente pequenos demais para poder resistir a um transplante de intestino delgado.

Nesses casos, a nova esperança que surge é a engenharia de tecidos, capaz de chegar ao desenvolvimento de tecido do intestino delgado a partir de células-tronco.

Células-tronco e nanotecnologia combinadas para regenerar neurônios

Essa é uma notícia técnica extraordinária, porque relata a concretização da possibilidade de regenerar neurônios que foram danificados por AVC. Pense na incrível possibilidade de reverter os quadros terríveis de incapacitação parcial ou total de uma pessoa que sofre um súbito derrame não fatal. A notícia foi dada pela primeira vez num encontro da American Chemical Society:

7. Nanofibras de carbono e células-tronco regeneram neurônios perdidos em ratos

Um coquetel de nanofibras de carbono e células-tronco pode curar tecido neural danificado por AVC em ratos, de acordo com um estudo apresentado pela Universidade Brown num encontro da Sociedade Química Americana.

O relato, do simpósio "Avanços em Nanomedicina" da Divisão de Química de Coloides e Superfície, mostra que o poder curador regenerativo de nanopartículas pode ser transferido para animais.

A combinação de nanopartículas com células-tronco permitiu a regeneração de tecido neural, algo que nenhuma delas conseguiu fazer isoladamente.

capítulo 10

Nanotecnologia

HÁ POUCO MAIS DE QUARENTA ANOS, TUDO O QUE ESTÁ HOJE EM PLENO USO EM TERMOS DE PRODUTOS E TECNOLOGIAS NANO PERTENCIA AO CAMPO DA FICÇÃO CIENTÍFICA.

Um campo do conhecimento humano que já está causando grandes modificações na prática médica – e que promete causar outras ainda maiores – é o da nanotecnologia.

Afinal, o que vem a ser isso exatamente? O prefixo NANO vem do grego e quer dizer *extremamente pequeno*. Ou seja, *anão*, que, em espanhol, se diz *enano*. E que é a raiz de palavras como nanismo e nanotecnologia.

No Sistema Internacional de Medidas, usa-se o prefixo "nano" para indicar o submúltiplo da unidade que equivale a um bilionésimo dela: 1/1 000 000 000 ou 10^{-9}. Assim, 1 nanossegundo é 1 bilionésimo de segundo e 1 nanometro ou nanômetro é 1 bilionésimo de metro, ou seja, um milionésimo de um milímetro.

Para você fazer uma ideia do que isso significa, imagine uma régua comum, dessas de 30 centímetros. Sua menor graduação é em milímetros, aqueles tracinhos menores, marcados dez deles a cada centímetro. Pois bem, para entender o que é um nanômetro, divida agora esse espaço de 1 milímetro em *um milhão de partes iguais*. Pronto, bem-vindo: você acaba de chegar ao mundo do nano, o nanomundo.

A primeira coisa que você concluiu, obviamente, é que o nanomundo é absolutamente invisível a olho nu. Para visualizá-lo, precisamos de técnicas apuradas de microscopia – na verdade, *nanoscopia*.

As técnicas de estudo, produção e manipulação de materiais na escala que vai de 1 nanômetro até 1000 nanômetros (= 1 micrômetro) dá-se o nome geral de nanotecnologia. Essa escala ocorre a nível molecular e atômico, e os elementos que compõem a matéria se comportam de maneiras bastante diferentes nessa escala.

Isso porque as leis da mecânica newtoniana não são mais dominantes nessa escala de moléculas e átomos. As leis que valem ali são as da *mecânica quântica*. E a força da gravidade deixa de ter a mesma importância, que é superada pela assim chamada *força de Van der Waals*, entre moléculas muito próximas.

Estamos penetrando, assim, em um mundo extraordinariamente complexo, cujos fundamentos e fórmulas matemáticas escapam ao escopo deste livro. Como de hábito, para o leitor interessado em um mergulho mais profundo nas águas da teoria desse estranho mundo nano, deixamos algumas referências e links no fim do livro.

Daqui para a frente, vamos nos limitar a indicar quais as possíveis aplicações da nanotecnologia ao campo específico da medicina. Algumas dessas aplicações já acontecem agora; outras estão em desenvolvimento no nível de testes em animais e em humanos e ainda outras estão na fase de elaboração teórica/prática em laboratórios de universidades e empresas em todo o mundo, inclusive no Brasil. Há aquelas que estão ainda no campo da pura especulação, mas devemos lembrar que é assim, na cabeça de teóricos ousados e visionários, que começam quase todas as grandes descobertas e invenções.

Há pouco mais de quarenta anos, tudo o que está hoje em pleno uso em termos de produtos e tecnologias nano pertencia ao campo da ficção científica. Os *nanotubos de carbono* foram descobertos só em 1991, quando se constatou que essas estruturas tinham 100 vezes mais resistência que o aço, mas tinham apenas 15% do peso dele. Tinham também características de condutibilidade térmica e elétrica totalmente incomuns.

A partir daí os desenvolvimentos de produtos e tecnologias da escala nano acelerou-se extraordinariamente.

Para dar um exemplo bem atual do uso dos nanotubos de carbono, vou citar aqui um trabalho anunciado, neste ano de 2019, pelo Centro de Nanociência, Nanotecnologia e Nanomedicina da Universidade de Tel Aviv, Israel: uma retina artificial que poderá devolver a visão a cegos.

Trata-se de um protótipo que utiliza nanotubos de carbono, dentro dos quais são inseridos componentes fotossensíveis. Integrados assim com um polímero biocompatível, esses nanotubos podem criar o campo elétrico de estimulação retiniana necessária. Essa retina artificial, pequena o suficiente para ser inserida cirurgicamente no olho, substitui a ação dos fotorreceptores naturais, que foram danificados pela degeneração macular relacionada à idade.

Também no Brasil há diversos centros de pesquisa de vanguarda na área da nanotecnologia. Vou citar apenas um deles como exemplo, o Grupo de Nanomedicina e Nanotoxicologia (Gnano), do Instituto de Física de São Carlos (SP), que pertence à Universidade de São Paulo.

Esse é um dos grupos pioneiros no Brasil no estudo e desenvolvimento de novos nanomateriais para aplicação em medicina, especialmente no diagnóstico e no tratamento de câncer e de moléstias infecciosas e cardiovasculares, no que se constitui hoje a área da nanomedicina. Ao mesmo tempo, são desenvolvidos estudos na área da nanotoxicologia, com os quais se procura avaliar o impacto que o uso dos nanomateriais podem vir a ter sobre a saúde humana e sobre o meio ambiente.

As diferentes áreas de atividade desse grupo de cientistas podem dar ao leitor uma ideia do amplo campo da nanotecnologia aplicada à medicina e à sua saúde:

- Síntese, caracterização e funcionalização de nanopartículas (metálicas, poliméricas e cerâmicas), nanobastões, nanotubos, nanofibras, e grafeno, com biomoléculas de interesse, incluindo proteínas, enzimas, anticorpos e DNA, resultando na fabricação de nanobiocompostos. Processamento e caracterização desses nanobiocompostos.
- Aplicação de nanomateriais em terapia (transporte de drogas, hipertermia e fototermia). Diagnóstico de câncer e de outras moléstias. Fabricação de biossensores e genossensores (para detecção de DNA). Estudos *in vitro* de biologia celular e molecular, relacionados à toxidade de nanomateriais.
- Aplicações da nanotecnologia ao campo do agronegócio.

No Brasil existe já um grande número de nanoprodutos em uso comercial. Estima-se que esse número seja hoje da ordem de setecentos, registrados na ANVISA.

Os nanomedicamentos são cápsulas e tubos de tamanho minúsculo, da ordem do bilionésimo de metro, setenta vezes menores do que um glóbulo vermelho. Mediante uma tecnologia adicional, eles podem conduzir uma droga ao local exato em que ela é necessária, sem atingir outros tecidos. São particularmente úteis no tratamento do câncer, pois não têm os mesmos efeitos colaterais da quimioterapia e da radioterapia.

Na União Europeia, existem mais de cem produtos comercializados no setor da nanomedicina e outro tanto em fase de ensaios clínicos, abrangendo, além do câncer, moléstias neurodegenerativas, cardiovasculares, inflamatórias e músculoesqueléticas.

No Brasil, existe já um grande número de nanoprodutos em uso comercial. Estima-se que esse número seja hoje da ordem de setecentos, registrados na Agência nacional de Vigilância Sanitária (Anvisa). A imensa maioria desses produtos que usam nanocompostos são cosméticos, como xampus, condicionadores, desodorantes, cremes e filtros solares.

Pouco mais de dez nanomedicamentos estão registrados na Anvisa e em uso comercial.

USO NO DIAGNÓSTICO E EM SISTEMAS IDÊNTICOS

As nanopartículas também são usadas no diagnóstico precoce de câncer e de doenças neurodegenerativas. No caso do câncer, é possível detectá-lo de forma precoce pelo uso de nanopartículas magnéticas, combinadas a um sensor de ressonância em miniatura.

Outro uso importante é a construção de sistemas idênticos ao da natureza. Os biomateriais nano são usados na conformação de componentes como vasos sanguíneos, pele, retina e outros órgãos artificiais, curativos inteligentes e sistemas de distribuição de medicamentos que podem ser implantados sob a pele.

Também podem ser usados como implantes de tecidos duros, como os ósseos e os dentários, e implantes de tecidos moles, como os cutâneos, cardíacos, nervosos, musculares e cartilaginosos. E como revestimento nas órteses e próteses, melhorando a biocompatibilidade.

Os nanocompostos podem ser usados em implantes inteligentes, para liberação controlada de fármacos, como imunomoduladores ou antibióticos. E, muito importante, como matrizes para fixação, proteção, expansão e diferenciação de células-tronco.

PERSPECTIVAS FUTURAS

Os nanorrobôs

Esse é um campo limítrofe, uma fronteira em parte oculta pelo segredo, entre a investigação científica, a ousadia empreendedora, o interesse estratégico e militar, a ficção e o sonho. Algumas coisas já são realidade; outras estão em fases muito adiantadas de pesquisas; diversas outras estão ainda no campo da teoria e da especulação.

Mas, sem dúvida alguma, o presente e o futuro da tecnologia dos nanorrobôs é de uma abrangência e de um potencial imensos.

O que é um nanorrobô (*nanobot,* em inglês)? É um dispositivo que está numa faixa de tamanho que vai de alguns nanômetros até 10 micrômetros, construído usando componentes de nanosescala ou moleculares.

Nessa escala não é fácil construir usando materiais não biológicos, de modo que as tentativas até agora êxito com materiais dessa categoria estão ainda na faixa do micrômetro. Isto é, uma ilustração que mostra uma miniatura de um robô mecânico com braços ou pernas, manipulando um glóbulo vermelho, é ainda uma arte de ficção. Mas, acredita-se, a caminho de poder tornar-se realidade.

Em compensação, os materiais biológicos têm sido manipulados em nanosescala de forma a poderem resultar em estruturas utilizáveis na prática. Este artigo da *Science Daily* mostra um engenhoso uso de bactérias flageladas, que são naturalmente nanorganismos com propulsão própria, carregadas com drogas anticancerígenas, capazes de se deslocar diretamente do ponto de injeção no corpo até o local do tumor.

Quando entram nele, esses agentes nanorrobóticos podem detectar, de forma autônoma, as regiões com depleção de oxigênio (zonas hipóxicas), penetrar fundo nelas e descarregar ali todo o seu conteúdo de quimioterápico. Dessa forma a quantidade de droga usada é ínfima, em nanoescala, e, portanto, não produz os efeitos colaterais complicados da quimioterapia convencional. Os experimentos, com pleno êxito, foram feitos com cobaias portadoras de câncer colorretal.

O que é necessário para se poder construir um nanorrobô? Em primeiro lugar, uma carapaça, para poder colocar tudo dentro. A seguir, um sistema musculoesqueletal com músculos e juntas, que é denominado motor. Uma fonte de energia é necessária para mover o dispositivo, que pode ser interna ou externa. São necessários sensores para reconhecer o ambiente e orientar os movimentos adequadamente. E, claro, um objetivo para o qual ele foi criado – como atingir e matar um tumor ou levar um medicamento para uma área específica do corpo.

O problema é que, montando todos esses componentes juntos, dificilmente a "máquina" final vai ficar do tamanho de uma nanopartícula e resultará na prática em um microrrobô, que estará na escala do micrômetro e não do nanômetro.

Contudo, é possível fazer uso de partes desse nanoequipamento. Já estão sendo construídas nanoestruturas usando DNA como matéria-prima, o DNA-Origami. O DNA é um material que pode ser produzido artificialmente sem nenhuma finalidade biológica específica, podendo ser conformado para construir a carapaça. Dentro dela coloca-se uma droga coagulante. E faz-se a união da carapaça de DNA com uma proteína capaz de reconhecer células tumorais.

Então o pequeno combatente vai até o tumor e entope o vaso que o alimenta com sangue, provocando sua morte.

Já no exemplo a seguir, o conceito, embora com base científica, ainda está bem mais longe da possibilidade de concretização, já que a ideia é desenvolver nanorrobôs neurais, capazes de conectar o neocórtex do cérebro humano com um *neocórtex sintético*, que estaria na Nuvem. Publicado na *Frontiers of Neuroscience*, em 29 de

HÁ TEORIAS APONTANDO PARA O DESENVOLVIMENTO DE NANORROBÔS RESPIRÓCITOS, ISTO É, GLÓBULOS VERMELHO APRIMORADOS, CAPAZES DE CARREGAR MUITO MAIS OXIGÊNIO PARA AS CÉLULAS.

março de 2019, como artigo de Hipótese e Teoria, ele postula a possibilidade de desenvolvimento de uma *Interface Cérebro/Nuvem* e está mais para Matrix do que para 2019. Contudo, não se deve duvidar de exequibilidade desse projeto num ambiente como o deste livro, quando lembramos que a grande maioria do que estamos tratando nele era completa utopia ou ficção científica trinta anos atrás.

Trabalha-se febrilmente e investem-se milhares de mentes brilhantes e bilhões de dólares na pesquisa dos nanorrobôs. Isso é indicador suficiente de que os impedimentos à sua construção e seu uso corrente vão sendo removidos semana a semana, até chegarmos, como sempre, ao antes impossível ou sequer imaginável. Devemos, portanto, olhar para o futuro com a mente aberta, pois o passado recente e o presente nos ensinam que hoje temos Júlios Vernes aos milhares.

Os usos potenciais em medicina incluem, para os nanorrobôs circulando no sangue:

Detecção de moléstias de forma muito precoce, mandando sinais para nossos smartphones ou dispositivos exteriores antes que a doença se instale.

Outros poderiam ser criados para devorar células invasores, fazendo a função de leucócitos com uma velocidade e eficiência maiores. Se chegarmos a esse ponto, uma infecção poderia ser debelada em minutos, não em dias, como agora acontece com os antibióticos.

Na mesma linha de raciocínio, há teorias apontando para o desenvolvimento de nanorrobôs respirócitos, isto é, glóbulos vermelhos aprimorados, capazes de carregar muito mais oxigênio para as células.

Nanorrobôs ainda menores poderiam até mesmo entrar dentro das células humanas e das células invasoras, manipulando-as internamente.

capítulo 11

Formas farmacêuticas

ATUALMENTE, TEMOS NOVAS FORMAS FARMACÊUTICAS QUE TORNAM A ADMINISTRAÇÃO DOS MEDICAMENTOS EXTREMAMENTE EFICIENTE.

Um medicamento é formado por um princípio ativo ou por uma associação de princípios ativos. Contudo, de um modo geral, a maioria desses medicamentos não pode ser administrada ao doente de maneira direta. Eles precisam ser primeiro submetidos a operações farmacêuticas que os deixem em condições de serem acessíveis ao enfermo de um jeito estável e prático, a forma farmacêutica. Ela é a forma final com que se apresenta o medicamento ao paciente.

As formas mais utilizadas hoje ainda são as tradicionais e existem há muitos séculos:

Formas sólidas: comprimidos, cápsulas, drágeas, grânulos, supositórios, pós, emplastros.

Formas líquidas: soluções, suspensões, emulsões, injetáveis etc.

Formas semissólidas: pomadas, pastas, cremes.

Atualmente, temos novas formas farmacêuticas que tornam a administração dos medicamentos extremamente eficiente. As principais são: gel transdérmico, adesivos e implantes.

VIA TRANSDÉRMICA

Os fármacos são colocados sobre a pele, na qual penetram até serem absorvidos pela circulação. Diferentemente das formulações tópicas, que devem permanecer sobre a pele, os fármacos de via transdérmica devem migrar através da pele até a corrente sanguínea. São usados na forma de gel transdérmico e de adesivo transdérmico.

O gel desorganiza levemente a pele, conseguindo penetrar através do extrato córneo, levando o fármaco ativo junto. Pode ser usado em diversas regiões do corpo.

Os adesivos são aplicados mais comumente atrás do pavilhão auricular, por ser uma região altamente vascularizada.

Como nos implantes, os fármacos usados pela via transdérmica não sofrem o desgaste de ter que passar pelo trato gastrointestinal, evitando irritação gástrica, toxidade sistêmica e o efeito de primeira passagem hepática.

IMPLANTES

Os fármacos são colocados **dentro** do organismo, em órgãos ou sob a epiderme, na camada lipídica vascularizada da derme.

1. Implante RFID (Radio Frequency Identification)

O primeiro exemplo é um implante superficial, desenvolvido por pesquisadores da Universidade de Edinburgo, Escócia. Ele libera doses diárias de medicamento durante períodos longos, que podem chegar até a um ano. Portanto, a liberação é automática e independe da ação do paciente ou de quem cuida dele. Dessa maneira, nunca ocorre o risco de esquecer de ministrar o remédio na hora certa ou de aplicar uma dose errada.

O microimplante é controlado e alimentado por tecnologia sem fio de radiofrequência, não precisando de bateria para funcionar. Ele é um biochip formado por um grande número de microrreservatórios selados, no interior do qual o medicamento é armazenado.

Ao receber o comando externo, a minúscula camada de ouro de um dos reservatórios é removida por uma reação eletroquímica e a dose correta do medicamento é liberada para o organismo no momento certo.

O microimplante tem tamanho suficientemente pequeno para poder ser implantado dentro da cavidade vítrea do olho, podendo liberar medicamento para tratamento do glaucoma, por exemplo.

No caso de câncer, o microimplante pode ser colocado bem ao lado do tumor, liberando o remédio ao mesmo tempo que minimiza os efeitos colaterais característicos das quimioterapias.

2. Implante subcutâneo encapsulado

É um implante de medicamentos de lenta liberação, inseridos na hipoderme. Apresentam-se normalmente na forma farmacêutica de bastonetes flexíveis, macios, geralmente de polímeros não degradáveis e de tamanho variável em função do tempo de permanência e do objetivo terapêutico.

É mais comumente instalado na parede abdominal lateral inferior, na parte alta da coxa, na região glútea e na face interna do antebraço.

Esses implantes gozam de várias vantagens: são de fácil aplicação, quase não têm efeitos colaterais quando bem avaliados e aplicados, o tratamento pode ser interrompido a qualquer momento, a liberação do medicamento é prolongada e controlada.

Os implantes mais usados até o momento são os de testosterona e os anticoncepcionais, sendo estes últimos os mais conhecidos por sua alta eficácia, atuação na prevenção do câncer ginecológico e da endometriose, diminuição nos sintomas da TPM, melhora da libido e rápida restauração da fertilidade quando da interrupção do tratamento.

3. Implantes subcutâneos bioabsorvíveis estéreis

São implantes diferentes dos anteriores, pois, não sendo encapsulados em silicone, não precisam ser retirados no final do processo. Aplicados sob a forma de um minúsculo cilindro prensado (*pellet*), do tamanho de um grão de arroz ou menor, eles são absorvidos lentamente, ao longo de muitos meses pelo organismo, desaparecendo naturalmente ao final.

A liberação gradativa e constante do produto torna o processo particularmente favorável na regulação hormonal. São liberadas baixíssimas doses diárias de forma contínua, o que favorece muito os tratamentos de reposição hormonal, já que não há picos de dosagem em momento algum.

Ministrando os fármacos em doses muito menores, os *pellets* garantem mais segurança terapêutica. E o paciente não precisa se preocupar nunca com horários para os medicamentos, que agem continuamente, tanto faz se ele está trabalhando, lendo ou dormindo.

É uma terapia segura, eficaz e de fácil administração. Quando comparada com a via transdérmica, a aplicação de testosterona por implante bioabsorvível tem a grande vantagem de não transferir testosterona para outras pessoas. O mesmo vale para hormônios femininos.

Por exemplo, se uma mulher aplicou um gel de hormônio no braço ou na coxa, para tratar sua menopausa, e não espera pelo menos meia hora antes de abraçar ou colocar no colo uma criança pequena, esta pode absorver pela pele exposta uma certa quantidade de hormônio, o que para ela pode representar uma dose altíssima e, portanto, comprometedora de sua saúde.

Mulheres que necessitam de reposição podem ter uma perda saudável de peso por diminuição de gordura corporal e ganho de massa muscular, normalmente com melhora da libido, dependendo da substância implantada.

4. Implante intraocular

Impedir cegueira causada por edema macular é o objetivo do implante intraocular. Uma cápsula muito pequena é injetada no olho. Ela contém um medicamento que passa a ser liberado muito lentamente dentro do olho, durante quatro a seis meses. O dispositivo em si é biodegradável e a cápsula se dissolve, o que reduz a necessidade de o paciente usar colírios e medicamentos orais durante o período.

O edema macular é, entre outras causas, decorrente de inflamações em diabéticos e pacientes que sofreram derrame.

PERSPECTIVAS FUTURAS

Já usados hoje em terapia hormonal, os implantes bioabsorvíveis têm um enorme potencial de aplicação em diversos outros casos. Vou citar apenas alguns:

- Psiquiatria: aqui, os pacientes podem não ter condições de seguir uma rotina disciplinada de uso dos medicamentos conforme prescritos. Podem, também, simplesmente se recusar a usar a medicação durante picos de crise.
- Geriatria: os idosos podem ter dificuldades com rotinas de medicação mais complexas. Podem ter falhas de memória e de visão. Podem esquecer ou trocar medicamentos. Nada disso vai acontecer se os fármacos estão seguramente instalados sob sua pele.

Com a natural evolução da tecnologia desses implantes bioabsorvíveis estéreis, antevê-se um aumento significativo do tempo de atuação de um implante, que poderá superar em muito os limites de até seis meses atuais.

capítulo 12

Telemedicina

A REDE 5G VAI FUNCIONAR A VELOCIDADES DE 10 A 100 VEZES MAIOR DO QUE AS QUE TEMOS HOJE, PODENDO ALCANÇAR VELOCIDADES DE DOWNLOAD DE ATÉ 1 GIGABYTE POR SEGUNDO.

A **telemedicina** nasce da combinação da medicina com os meios de telecomunicação, o que permite que essa prática possa se desenvolver à distância. Seu alvorecer se deu ainda no século passado, quando um especialista experiente já podia orientar um colega, com o uso do *telefone*. Isso podia incluir desde diagnósticos feitos por meio de exames de laboratório e raios-X, que eram enviados por via postal e interpretados depois via ligação telefônica.

Também era possível que um cirurgião orientasse outro menos experiente, por meio de comunicação telefônica ou via rádio durante toda uma intervenção.

Com a natural evolução dos meios de comunicação, a transmissão de imagens através de televisão e de fax veio somar-se a esse arsenal mais primitivo de possibilidades de práticas médicas à distância.

A evolução dos vídeos, primeiro com as fitas cassete e depois com os DVDs, permitiu então o alvorecer do ensino à distância, viabilizando esse estilo de curso também para médicos e paramédicos.

Veio então a revolução da internet, nos anos 1990, e a dos smartphones, em 2007, com o lançamento do iPhone. Então, tudo mudou!

Nesse momento, uma das especialidades que mais se beneficiou foi a radiologia.

A primeira rede de transmissão em velocidade maior, a 3G, surgiu no Japão, tornando-se viável comercialmente em 1999.

A velocidade 4G, dez vezes maior, começou a ser implantada na Coreia, no Japão e nos Estados Unidos em 2010.

Agora, surge no horizonte a 5G, já funcionando experimentalmente em algumas cidades desses mesmos países, com perspectiva de implantação total entre 2020 e 2021. Essa rede 5G vai funcionar a velocidades de dez a cem vezes maior do que as que temos hoje, podendo alcançar velocidades de download de até 1 gigabyte por segundo.

Isso permitirá o download de um filme de duas horas em 1 segundo apenas, algo que pareceria pura ficção científica cinco anos atrás.

A seguir, examinaremos algumas das aplicações correntes em 4G. Depois, falaremos das perspectivas em 5G:

EAD (educação à distância) de altíssimo nível, para cursos de graduação, pós-graduação e especialização de profissionais da saúde.

Algumas instituições de ensino superior estão adotando as mesmas técnicas desenvolvidas para o EAD no ensino *presencial*, abolindo totalmente a presença do professor em sala, acabando com a aula tradicional e substituindo-a por combinações de técnicas digitais de autoaprendizagem que permitem, ao mesmo tempo, aprimoramento dos métodos de fixação e avaliação automática do rendimento, com a dispensa de provas e testes. O ensino presencial se torna assim muito mais próximo do ideal, uma vez que deixa de ser ministrado de maneira coletiva em sala de aula e se torna mesmo tutorial e individual, cada estudante avançando dentro do seu próprio ritmo de dedicação e absorção.

Telediagnóstico

Com o uso de sistemas digitais integrados em grandes redes, a identificação de doenças à distância tornou-se uma realidade praticamente instantânea, limitada apenas pela disponibilidade de tempo dos profissionais que fazem a interpretação de exames clínicos e imagens que chegam de lugares longínquos.

Não dependendo mais das limitadas possibilidades das linhas telefônicas convencionais, mas circulando através das infovias da internet 4G, o telediagnóstico tornou-se amplamente viável.

Vamos ver somente alguns poucos exemplos notáveis de tudo o que já se faz no Brasil:

RIO GRANDE DO SUL

O TelessaúdeRS, da Universidade Federal do Rio Grande do Sul, é uma realização do Departamento de Epidemiologia dessa Universidade que, desde 2005, procura aprimorar a prática e melhorar a capacidade de resolução de profissionais da Atenção Primária à Saúde do Sistema Único de Saúde (SUS).

Funciona por meio de sistemas de telediagnóstico, teleconsultoria e teleducação.

A **teleconsultoria** é prestada para médicos de todo o Brasil e para enfermeiros do Rio Grande do Sul, que trabalhem na Atenção Primária à Saúde do SUS. Os profissionais podem tirar dúvidas e esclarecer casos clínicos com colegas de alto nível de especialização e experiência, por meio de plataforma on-line e de um canal 0800, sendo toda a consultoria absolutamente gratuita, sem necessidade de agendamento prévio.

Uma avaliação recente relata 89 mil casos de teleconsultoria atendidos, com 99% de satisfação. E o mais importante é que a consultoria evitou o encaminhamento em 62% dos casos.

Telediagnóstico. O Telessaúde da UFRGS tem as plataformas Dermatonet, Respiranet, Estomatonet e Teleoftalmo.

O Dermatonet é um serviço de diagnóstico de doenças que se manifestam na pele, que permite diminuir tempos de espera e evitar encaminhamentos desnecessários. Profissionais dos postos de saúde fotografam, mediante o uso de um equipamento especial, as lesões de pele e enviam as fotos para o TelessaúdeRS-UFRGS por meio da plataforma interna. As fotos são avaliadas por dermatologistas do pro jeto, que retornam laudos com orientação de tratamento ou, quando for o caso, com recomendação de encaminhamento a um especialista.

O Respiranet realiza espirometrias para avaliação à distância de doenças respiratórias crônicas.

O Estomatonet auxilia os médicos no manejo de doenças estomatológicas. Fotografias de lesões bucais são encaminhadas pela plataforma e analisadas pelos especialistas.

A TELEMEDICINA JÁ É, DE FATO, UMA ESPLÊNDIDA REALIDADE DE GRANDE VALOR SOCIAL, DEMOCRATIZANDO A MEDICINA DE MAIS ALTO NÍVEL PELO PAÍS AFORA.

O Teleoftalmo otimiza o diagnóstico e manejo de ações oftalmológicas. O exame é agendado para o paciente pelo médico do posto de saúde. Então o exame é realizado remotamente com equipamento fotográfico especial pelos oftalmologistas do programa, sendo o resultado encaminhado a seguir para o médico solicitante do posto.

Teleducação. Por meio de cursos EAD, um canal de YouTube e webpalestras, o TelessaúdeRS da UFRGS cuida de educar de forma permanente os profissionais dedicados à Atenção Primária à Saúde. Até o momento foram feitas mais de 2 milhões de visualizações no canal e mais de 27 mil profissionais de saúde de diversas áreas foram certificados.

SANTA CATARINA

O *Núcleo Telessaúde SC* faz uma ampla cobertura de todos os municípios do estado, sendo uma importante ferramenta de apoio assistencial e educação permanente dos profissionais de Atenção Primária e Atenção Básica de Saúde.

Em 2016, as estatísticas revelam a realização dos exames:

Eletrocardiogramas	208.226
Dermatologia	23.163
Análises clínicas	252.448
Radiologia	352.964

Sendo que, desde 2005, quando iniciaram, até fevereiro de 2017, já haviam sido realizados *5,5 milhões* de exames.

Os postos de saúde de cada município do estado recebem, cada um deles, um equipamento fotográfico especial (kits de telediagnóstico em dermatologia) para obter fotos panorâmicas, fotos de aproximação com régua e fotos de contato de lesões de pele.

MINAS GERAIS

A Rede de Teleassistência de Minas Gerais é constituída atualmente pela união de seis universidades públicas do estado. Ela presta atendimento a 873 pontos em 660 municípios desde 2006. Dando suporte aos profissionais de Atenção Primária, procura dar melhores condições de atendimento a populações de municípios pequenos e remotos.

Essas atividades reduzem o tempo de espera e os encaminhamentos a especialistas e a exames desnecessários, diminuem o tempo de diagnóstico, fazem chegar a medicina de mais alto nível ao estado, por teleassistência, telediagnóstico e teleducação, a profissionais que estão em zonas remotas, facilitando sua fixação, reduzindo seu isolamento e dando-lhes melhores condições profissionais.

A implantação da Telessaúde gerou uma grande economia de recursos para o sistema de saúde de Minas Gerais. Para cada real investido, retornaram R$2,75, uma economia de mais de *30 milhões* em apenas cinco anos.

A telemedicina é preciosa também para pacientes de regiões mais distantes, que teriam que se deslocar para centros maiores, onde podem encontrar médicos e equipamentos de primeira linha. Com o advento das práticas telemédicas, essas viagens longas, onerosas para pessoas de baixa renda ou custeadas pelas prefeituras de cidades carentes, estão sendo cada vez mais desnecessárias.

A telemedicina já é, de fato, uma esplêndida realidade de grande valor social, democratizando a medicina de mais alto nível pelo país afora. Como foi dito algumas páginas atrás, conquistas como essas não poderiam jamais ser sonhadas sem a internet e sem o desenvolvimento de sistemas de ensino e diagnóstico à distância. São todas conquistas deste século XXI, ainda muito recentes e com possibilidades extraordinárias de evolução com a iminente chegada da tecnologia 5G.

SERVIÇOS PARTICULARES DE TELEMEDICINA NO PAÍS

Em muitos centros mais avançados do país, além dos serviços públicos de telemedicina em hospitais e faculdades de medicina, há um grande número de empresas particulares de telemedicina, que atendem todo o país. Elas realizam exames e emitem laudos à distância rapidamente, suprindo a falta de especialistas em outros lugares, assim como resolvendo o problema da demora dos resultados de exames em hospitais e clínicas.

Em áreas como radiologia, cardiologia, pneumologia, dermatologia, neurologia e várias outras, os exames são realizados localmente por equipamentos e profissionais da cidade em questão. Esses equipamentos podem ser próprios ou podem ser alugados ou cedidos em comodato pela empresa prestadora de serviços.

Os dados ou imagens são então mandados on-line para a central da empresa, onde são interpretados pelos especialistas da equipe. A seguir, os laudos, emitidos com certificação digital, são enviados de volta para o profissional da localidade distante.

Além dos exames, as empresas prestam serviços de consultoria e dão treinamento e suporte para os colegas distantes.

Esses sistemas permitem que chegue a qualquer localidade um serviço médico de primeiríssima linha, baseado em equipes profissionais altamente experientes e qualificadas e em equipamentos de última geração, de altíssimo preço de aquisição e manutenção.

São oferecidos até mesmo serviços colaborativos, que permitem a uma clínica ou hospital comprar ou vender laudos realizados por equipes profissionais de outras clínicas ou hospitais, como, por exemplo, exames de imagem.

Outro exemplo de um serviço notável é o da telemedicina do Hospital Israelita Albert Einstein. O endereço eletrônico abaixo pode dar a você uma visão muito completa:

Sobre a telemedicina
https://www.einstein.br/Pages/home-telemedicina.aspx

Todos esses exemplos dados até agora são apenas uma pálida amostra de tudo o que já existe de notável e pujante na telemedicina brasileira, que não está, de maneira alguma, restrita apenas aos maiores centros urbanos do Sul e do Sudeste. Ela existe igualmente nas demais regiões do país e pode ser encontrada irradiando-se a partir de Manaus, do Recife, de Campo Grande ou de outras cidades importantes dessas regiões.

Lembro-me agora de um caso que ocorreu recentemente, quando eu estava em uma festa. Um dos convidados estava grudado no celular havia um bom tempo e estavam todos à espera dele na sala principal. Como tenho intimidade com ele, fui ao seu encontro e tentei tirar o celular de sua mão. Ele, um médico especialista em medicina nuclear, disse-me então que precisava terminar o que estava fazendo: ele estava produzindo um laudo para um colega de outra cidade, após interpretar as imagens de cintilografia que havia recebido minutos antes pelo e-mail. Ali estava mais uma aplicação, agora corriqueira, da maravilha que é a telemedicina.

LIMITAÇÕES

Evidentemente, nem tudo são flores nesse campo no Brasil. Assim como no atendimento presencial particular, o atendimento particular à distância também envolve custos que uma parcela considerável da população não consegue pagar.

Além disso, há o problema do acesso à internet de alta velocidade, ainda inalcançável para uma grande quantidade de brasileiros, sobretudo para aqueles que vivem em localidades distantes e para parcelas da população de muito baixo índice de escolaridade ou de resistência ao domínio da tecnologia de informática.

Num país com mais de 30 milhões de idosos, as estimativas mostram que só 25% deles usam a internet no dia a dia. E essa é justamente uma faixa de idade em que hipertensão e diabetes são males muito frequentes e em que o controle médico à distância pode ser de grande valor.

NORMATIZAÇÃO NO BRASIL

No Brasil, a última resolução do Conselho Federal de Medicina (CFM) sobre telemedicina é de 2002. Dezessete anos depois, o CFM promulgou, em 3 de fevereiro de 2018, a Resolução 2.227/2018, que estabelecia as novas normas para a telemedicina no país. Imediatamente começou uma onda impressionante de reclamações de médicos e entidades representativas da categoria.

No dia 22 do mesmo mês, o CFM já contabilizava mais de 1,4 mil dessas manifestações. Em consequência, nessa mesma data, os conselheiros decidiram revogar a Resolução 2.227/2018, deixando a normatização ainda por conta da resolução de 2002.

Entidades médicas demandaram mais tempo para exame das novas normas, que acharam pouco claras. Alguns conselhos regionais mostraram preocupação com a possibilidade de haver risco para a qualidade de atendimento e para o sigilo das informações médicas. Um dos pontos mais polêmicos é a teleconsulta, uma possível consulta sem presença física do médico.

Já uma associação de empresas de planos de saúde é contra qualquer tentativa de frear a evolução, afirmando que a saúde à distância proporciona "melhoria de qualidade de vida dos pacientes, com economia de tempo para pacientes e prestadores de serviço."

capítulo 13

Robótica

OS ERROS HUMANOS NA ÁREA DE SAÚDE SÃO, NOS ESTADOS UNIDOS, A QUARTA MAIOR CAUSA DE MORTE DE PACIENTES, SUPERANDO DOENÇAS COMO DIABETES, AIDS E ACIDENTES DE AUTOMÓVEIS.

A aplicação de robôs à medicina é um campo fascinante, marcado por usos consagrados e onde os desenvolvimentos em curso fazem antever um futuro realmente extraordinário.

Contrariamente à crença popular, que associa a palavra "robô" à ideia de um autômato humanoide, um robô é qualquer dispositivo eletromecânico capaz de realizar tarefas de maneira autônoma ou pré-programada, podendo ser autodeslocável ou fixo. Um exemplo de robô fixo são os braços robóticos usados nas linhas de produção da indústria automobilística, para solda, montagem e pintura de veículos. Já um exemplo simples de robô móvel, que você já deve ter visto na TV, é aquela pequena máquina autômata com esteiras que é usada para desativar bombas e artefatos perigosos.

Um desses sistemas robóticos móveis é fabricado no Brasil pela empresa Armtec, do Ceará, sendo composto de um robô-base (plataforma) e dois minirrobôs de reconhecimento e observação. O robô-base é dotado de um braço articulado, sistema de radiotransmissão multimeio, tecnologia de tolerância a falhas, câmeras com zoom e infravermelho, sistema de iluminação e estrutura blindada preparada para acoplar outros acessórios.

USOS EM MEDICINA

Exatamente os mesmos princípios tecnológicos que embasam os robôs fixos ou móveis aqui mencionados são empregados para produzir dispositivos robóticos para uso no campo médico. Eles vão desde máquinas muito simples, como cadeiras de rodas robotizadas ou robôs transportadores de carga em hospitais, até os complexos sistemas de cirurgia robótica à distância. Vamos examinar a maior parte deles a seguir.

1. Cadeiras de rodas robotizadas

Uma cadeira de rodas robotizada, a Wheellesley foi desenvolvida já em 1998 pelo Instituto de Tecnologia de Massachusetts (MIT, na sigla em inglês) nos Estados Unidos. Os sensores são colocados junto aos olhos do paciente e são capazes de detectar com perfeição o ângulo de movimentação dos mesmos. Esses sinais são enviados ao computador da unidade, que programa assim o sentido e o ângulo de movimentação da cadeira. Ela pode ser parada da mesma forma, com um comando de olhar.

Em 2017, começaram a ser usadas estas cadeiras em Singapura e no Japão: são cadeiras de rodas autônomas, que sentem as posições, escolhem as rotas e contornam ou param ante obstáculos.

2. Robôs auxiliares para hospitais

Robôs transportadores (courier)

O pioneiro é o Helpmate, um robô courier, desenvolvido para transportar cargas dos mais diversos tipos dentro dos corredores cheios de gente e de obstáculos dos hospitais. Ele se desloca tomando as paredes como referência, evita esbarrar nas pessoas e é usado para transportar, entre outros, medicamentos, alimentos e roupa suja. Com grande capacidade de carga, faz o trabalho de vários auxiliares de enfermagem ao mesmo tempo, com velocidade e eficiência, liberando-os para o trabalho direto com os pacientes.

Esses robôs courier sabem pegar elevadores, escolher o andar certo e subir ou descer, seguindo seu itinerário programado de acordo com a planta do prédio do hospital.

Outro modelo mais novo, o TUG, da Aethon Robotics, pesa apenas 25 quilos, mas, com suas quatro baterias potentes, consegue transportar até 225 quilos de carga. Os compartimentos de carga são facilmente intercambiáveis.

O TUG tem sensores de sonar, rádio e laser, para poder detectar os obstáculos. Seleciona o andar no elevador usando *wireless* e manda sinais para abrir portas automáticas. É muito esclarecedor vê-lo em funcionamento num hospital neste vídeo; mais que esclarecedor, eu diria que é quase... poético:

Aethon TUG Robot

https://www.youtube.com/watch?v=kCDJObCNufg

Robôs para preparar medicamentos

Estes dispositivos são extremamente valiosos, porque podem evitar erros na preparação de medicamentos.

Preparar medicamentos personalizados é uma operação monótona que exige uma grande atenção; o mesmo vale para medicamentos prontos, que devem ser separados para um determinado paciente em certa dose e em intervalos exatos. Outro problema consiste em manter um registro perfeito dessas preparações, escolhas e, ainda mais, da real administração de cada medicamento, em cada momento e para cada paciente.

Os robôs de medicamentos fazem isso com absoluta perfeição. Preparam fórmulas específicas, embalam-nas em recipientes com código de barras e esses medicamentos só poderão ser aplicados nos pacientes que tiverem o respectivo código de barras no pulso. O transporte dos medicamentos é feito normalmente pelo pessoal de enfermagem ou pelos robôs courier como o TUG ou o Helpmate.

Aqui está um vídeo mostrando como funciona o sistema com o robô dispensador de medicamentos Rx, da McKesson/Aesynt:

Aeysnt Robot Rx 2014

https://www.youtube.com/watch?v=oQTVUjUYWaM

Este outro vídeo mostra o equipamento robótico da ForHealth Technologies, o IntelliFill IV (o IV não é o quatro romano, é pronunciado *ai-vi*):

Intellifill IV

https://www.youtube.com/watch?v=gw0PkHhd4Ms

3. Próteses robóticas

Diferentes das próteses comuns, que são passivas, as prótese robóticas têm mecanismos que as caracterizam como robôs verdadeiros: sensores, atuadores e sistemas de realimentação. Existem próteses robóticas para mãos, braços e pernas. O que elas fazem de maneira ativa é substituir o sistema muscular do órgão perdido, devolvendo a capacidade de movimento ao paciente.

Mãos biônicas

As primeiras mãos robotizadas que detêm o sentido do tato foram implantadas recentemente numa paciente na Itália. Elas possuem sensores na superfície que lhes permitem reconhecer a maciez ou a dureza dos objetos que tocam. Os sinais dos sensores são enviados a um computador portátil instalado numa mochila presa às costas da mulher. Ali as informações são convertidas em uma linguagem que o cérebro pode entender. E são então levadas ao cérebro mediante uma fina rede de eletrodos implantados em nervos do braço.

E é aí que se dá o "milagre": a mão é acionada pelo *pensamento* da paciente e ainda lhe permite ter uma sensação relativa de tato, algo até então impossível com próteses inteligentes de mãos. Ela diz que é como se tivesse recuperado a mão que perdeu 25 anos atrás num acidente de automóvel, podendo agora vestir-se ou colocar os sapatos como fazia no passado.

A conquista é resultado do trabalho de uma equipe internacional (da Itália, da Suíça e da Alemanha) de engenheiros, neurocientistas, cirurgiões, e especialistas em eletrônica e robótica. A equipe trabalha agora para miniaturizar a interface de computação ainda mais, de modo a colocá-la toda dentro da mão biônica, dispensando a mochila.

A BBC de Londres nos mostra essa mão robótica num artigo e vídeo de janeiro de 2018:

Woman receives bionic hand with sense of touch
https://www.bbc.com/news/health-42430895

Um ano antes, em 2017, foram feitas em Bristol, Inglaterra, as primeiras experiências com mãos biônicas produzidas pelo processo de impressão 3D, feitas para serem usadas em crianças amputadas. O processo de fabricação dessas peças pode reduzir extraordinariamente o seu custo dentro de mais algum tempo. Evidentemente, mãos biônicas são peças de altíssima tecnologia e têm, portanto, um custo muito alto.

Braços biônicos

Em junho de 2019, foi apresentado o primeiro braço robótico controlados pelo próprio cérebro do paciente por meio de uma interface cérebro-computador não invasiva.

Tecnologias de interface invasiva têm sido desenvolvidas com sucesso crescente. Mas em todas elas são necessárias uma ou mais intervenções cirúrgicas muito complexas e delicadas, por meio das quais conjuntos de eletrodos são inseridos no cérebro; ou, em casos mais simples – como o das mãos citadas anteriormente –, em feixes de nervos do braço.

A tecnologia de interface cérebro-computador (ICC) não invasiva não usa intervenção cirúrgica. Usando novos tipos de sensores muito mais sensíveis e técnicas de aprendizado de máquina, os pesquisadores foram capazes de acessar *externamente* sinais mais profundos do cérebro, atingindo uma resolução suficiente para ativar, por meio da interface com o computador, o braço robótico.

Essa experiência bem-sucedida marca o início de uma etapa de maiores investimentos tecnológicos e econômicos no aperfeiçoamento das interfaces cérebro-computador não invasivas, justamente aquelas que poderão, um dia, tornar-se acessíveis às pessoas comuns, por prescindirem das cirurgias de implante cerebral, que, além de custosas, envolvem riscos elevados.

Membros inferiores biônicos

As dificuldades crescem muito no desenvolvimento de próteses inteligentes para membros inferiores, porque elas são estruturas mais complexas e volumosas, que devem não só suportar o peso todo do corpo como serem capazes de manter o equilíbrio estático e em deslocamento.

Corações artificiais inteligentes vem sendo testados há bastante tempo, desde 1981.

O conjunto perna/pé ou conjunto coxa/perna/pé robótico é similar a uma estrutura de prótese ortopédica normal à qual são acrescentados sensores e atuadores de movimento; os sensores são ligados por conexões aos nervos das coxas remanescentes após a amputação ou são ligados a músculos pneumáticos artificiais, estruturas de ar comprimido de contração e extensão, que imitam músculos humanos.

Na referência a seguir encontra-se o caso de um pé robotizado comandado automática e perfeitamente pelo cérebro, o que devolveu ao paciente amputado a capacidade de voltar a caminhar de uma maneira natural, sem mancar ou desequilibrar-se. O pé biônico, feito na Finlândia, é essencialmente um robô, com sensores e algoritmos que se ajustam automaticamente aos ângulos que o pé da pessoa assume durante o caminhar.

Também vale a pena acompanhar o caso das pernas biônicas desenvolvidas por Hugh Kerr, um cientista que perdeu as duas pernas por congelamento aos 17 anos. Depois, graduou-se como engenheiro mecânico pelo MIT, fez doutorado em biofísica em Harvard e pós-doutorou-se em biomecatrônica no MIT.

Com essa capacitação, Kerr desenvolveu modelos crescentemente mais sofisticados de joelhos, pés e tornozelos, com os quais fez pares de pernas robóticas cada vez mais perfeitas. Hoje elas permitem caminhar, correr, dançar e até mesmo escalar.

Você pode ler a história completa no artigo da *Smithsonian Magazine*, em inglês:

Is This the Future of Robotic Legs?

https://www.smithsonianmag.com/innovation/future-robotic-legs-180953040/

4. Exoesqueletos

As próteses atingem seu máximo expoente com lhe invenção e fabricação do exoesqueleto. Trata-se de uma estrutura eletromecânica que envolve o corpo de uma pessoa paraplégica e a permite erguer-se e caminhar.

Como estrutura robótica, o exoesqueleto obedece as determinações dadas pela mente do paciente. Isso pode se dar:

1. indiretamente, quando ele aciona comandos que tem nas bengalas, nas quais estão os braços e mãos;
2. diretamente, por ação exclusiva do pensamento, mandando sinais para sensores que estão na superfície da pele;
3. diretamente do cérebro, onde há também duas possibilidades de colocação dos sensores: como redes de microeletrodos implantados no cérebro ou por método não invasivo, como mostramos páginas atrás.

Dois exemplos notáveis de trabalhos com exoesqueletos foram feitos por neurocientistas brasileiros, o Dr. Miguel Nicolelis e a neuroengenheira Michele de Souza.

Na cerimônia de abertura da Copa do Mundo de futebol de 2014, em São Paulo, todos os espectadores – e mais de 1 bilhão de telespectadores no mundo todo – puderam ver, pasmos, um homem totalmente paralítico caminhar e dar o pontapé inicial da Copa. Era Juliano Pinto, um jovem que ficou paraplégico por causa de um acidente de automóvel, no qual seu irmão veio a falecer. Juliano caminhava graças a um exoesqueleto desenvolvido pelo Dr. Miguel Nicolelis, comandado diretamente pelo pensamento de Juliano.

No link a seguir você pode assistir à uma fantástica apresentação TEDx do Dr. Miguel Nicolelis comentando o feito:

Brain to brain communication
https://www.ted.com/talks/miguel_nicolelis_brain_to_braincommunication_has_arrived_how_we_did_it

Já o trabalho da neuroengenheira Michele de Souza é relatado aqui:

Neuroengenheira brasileira cria exoesqueleto para pessoas voltarem a andar
https://www.tecmundo.com.br/exoesqueleto/116658-neuroengenheira-brasileira-cria-exoesqueleto-pessoas-voltarem-andar.htm

Também vale a pena conferir a notícia do lançamento nos Estados Unidos do exoesqueleto HAL (o nome dá um frisson em quem assistiu ao filme *2001, uma odisseia no espaço*), da empresa japonesa Cyberdyne. Além de descrever o sistema HAL, há ali um link para uma notícia muito boa: a Hunday pretende entrar no negócio de fabricação de exoesqueletos em grande escala:

Empresa lança nos Estados Unidos exoesqueleto para pacientes com lesão vertebral
https://olhardigital.com.br/noticia/empresa-lanca-nos-eua-exoesqueleto-para-pacientes-com-lesao-vertebral/74381 02/

Além do HAL, a Cyberdyne tem outros modelos de exoesqueletos e, atualmente, também são ofertados exoesqueletos produzidos por outras empresas, como Gogoq, ReWalk, Honda, Alter e SuitX.

5. Ciborgues e autômatos humanoides

Assim como existem membros artificiais inteligentes, muitos outros órgãos que vêm sendo criados em laboratório ou que já são fabricados em série por indústrias, atendem ao conceito de robô: sensor, atuador, realimentação, o que lhes proporciona uma maior ou menor autonomia de funcionamento.

Corações artificiais inteligentes vêm sendo testados há bastante tempo, desde 1981. Porém, ainda não se chegou a um modelo suficientemente perfeito a ponto de poder ser implantado no corpo, substituindo o coração verdadeiro.

Contudo, no capítulo sobre nanotecnologia, mostramos uma retina artificial, produzida usando nanotubos de carbono preenchidos com componentes fotossensíveis que são ligados ao nervo óptico, restaurando a possibilidade de visão num olho afetado pela degeneração macular. Essa retina funciona com princípios de robótica, portanto.

Uma pessoa que tem implantes robóticos, desde algo tão pequeno como essa retina até algo tão grande quanto um exoesqueleto, atende ao conceito de *cybernetic organism* ou *cyborg* (organismo cibernético ou ciborgue). Para que esse conceito possa ser usado, a pessoa tem que que ter órgãos inteligentes. Você pode ter novas lentes dentro dos olhos (fez cirurgia de catarata), marca-passo cardíaco e aparelho auditivo nos ouvidos. Não será um ciborgue, contudo.

Porém, se tiver um membro robótico, uma retina nanotecnológica, ou um implante de cóclea, então você já será bem-vindo ao clube dos ciborgues. Esse conceito realístico, é claro, está ainda muito longe do conceito popularizado pelos filmes de ficção científica e seriados de televisão, nos quais os ciborgues são criaturas que se tornaram supra-humanas por possuir órgãos robóticos que lhes dão força, velocidade, visão etc., muito superiores às dos humanos.

Outro campo que tem um desenvolvimento quase inacreditável é o dos robôs humanoides autômatos. Contudo, para o propósito do nosso livro, eles têm um interesse menor. No entanto, ficam aqui algumas indicações para que os leitores interessados no tema possam inteirar-se de como esses autômatos vão levando cada vez mais para longe a fronteira entre a realidade e a ficção científica. Garanto que vale a pena ver.

All Best Advanced Humanoid Robots Until 2019 Ep. 03 || Male Version
https://www.youtube.com/watch?v=GrQ9c5hmbFE

All Best Artificial Intelligence Humanoid Robots Until 2019 || Female Version
https://www.youtube.com/watch?v=wujTSaSn7l0

Robot SOFIA, a mais perfeita do mundo. Criada em Hong Kong, recebeu cidadania na Arábia Saudita!
https://pt.wikipedia.org/wiki/Sophia_(rob%C3%B4)

6. Robôs cirurgiões: a cirurgia robótica

Agora chegamos à *crème de la crème* da robótica médica: as grandes máquinas capazes de realizar cirurgias.

Os robôs cirurgiões são usados em intervenções que exigem um elevadíssimo grau de delicadeza e exatidão. É preciso deixar bem claro, no entanto, desde o início, que essas máquinas não operam sozinhas, elas são sempre manobradas por um cirurgião muito bem treinado no seu uso. Contudo, pela sua enorme precisão, as máquinas podem fazer com facilidade certas manobras e incisões que são muito mais difíceis para uma cirurgia de campo aberto ou mesmo laparoscópica, feitas manualmente.

A primeira coisa que acontece é que a máquina não tem o tremor nas mãos que pode acometer eventualmente um cirurgião, e jamais se cansa. É capaz de fazer movimentos dentro do corpo com giros de 360°, tem câmara e iluminação, faz cortes micrométricos e cauteriza.

O operador trabalha sentado, com a cabeça imersa em um console, de frente para um monitor onde lhe chegam as imagens 3D da área sob intervenção no interior do corpo.

Em geral, esse console de controle, onde o médico trabalha com teclado e controles nas mãos e nos pés, fica a uns 3 metros de distância do robô cirurgião. Porém, na verdade, nada impede que ele esteja a 3 mil quilômetros de distância! Assim, os robôs cirurgiões vieram viabilizar como nunca a telemedicina cirúrgica ou telecirurgia.

Uma cirurgia delicada pode durar muitas horas, levando um cirurgião e sua equipe, em pé junto ao paciente, à quase exaustão, no caso de uma cirurgia manual de campo aberto. O cansaço pode levar até mesmo à perda de acuidade e coordenação motora e propiciar desatenções e erros, o que pode deixar os profissionais psicologicamente estressados pelo imenso esforço despendido para evitar esses erros.

Já o robô cirurgião nunca se cansa. E o seu operador trabalha sentado, longe da mesa cirúrgica, desfrutando de uma visão privilegiada em 3D e ampliada. E sabendo que é muito mais difícil cometer um equívoco nas condições de trabalho privilegiadas que a máquina oferece.

O robô da Vinci

Para poder explicar com mais detalhes o funcionamento de uma cirurgia robótica, vamos escolher o robô Da Vinci, fabricado pela Intuitive Surgical, da Califórnia. Toda a pesquisa e desenvolvimento foram apoiados financeira e estrategicamente pelas Forças Armadas norte-americanas durante dez anos. Assim a Intuitive saiu na frente, em 2006, quando o primeiro robô Da Vinci foi aprovado para cirurgia à distância.

A partir daí o sucesso do equipamento foi enorme, existindo hoje mais de 4 mil desses conjuntos robóticos funcionando no mundo.

No Brasil, a primeira cirurgia assistida por um Da Vinci foi realizada em 2008, no Hospital Sírio-Libanês. E o primeiro a disponibilizar essa cirurgia pelo SUS foi o Hospital das Clínicas de Porto Alegre, em 2013. E o mesmo passou a ser feito pelo Hospital Universitário Pedro Ernesto, da Universidade Estadual do Rio de Janeiro.

Os hospitais 9 de Julho e Albert Einstein estão também entre os de grande porte que hoje fazem essas cirurgias videolaparoscópicas assistidas pelo robô Da Vinci no Brasil.

Os robôs cirurgiões são usados em intervenções que exigem um elevadíssimo grau de delicadeza e exatidão.

O Da Vinci tem quatro braços, nos quais as ferramentas cirúrgicas podem ser trocadas com facilidade. Essas ferramentas ou pinças são de diâmetro muito reduzido, sendo introduzidas no corpo através de furos bem pequenos.

Existem outras empresas fabricando sistemas de robôs cirurgiões, como o Zeus Robotic Surgical, o Hermes Robotics, e o Aesop Robotic Surgical, da Computer Motion.

O médico francês Jacques Marescaux, professor de cirurgia e fundador e presidente do Instituto de Treinamento em Técnicas Minimamente Invasivas e Cirurgia Robótica (Ircad), que inaugurou recentemente, no Rio de Janeiro, seu segundo centro de treinamento no país – o outro fica no Hospital do Câncer de Barretos, interior de São Paulo – e terceiro fora da França (há mais um em Taiwan), declarou:

"Por enquanto, esses robôs-cirurgiões ainda são essencialmente ferramentas, manipulados direta ou mesmo remotamente pelos médicos, mas no futuro poderão realizar as operações praticamente por conta própria e com mínima supervisão humana, usando tecnologias como inteligência artificial treinada a partir de imensos bancos de dados com vídeos e informações sobre milhares de procedimentos."

capítulo 14

Exames, diagnósticos, A.I. e IOT

A MEDICINA DO FUTURO, A QUE SE BUSCA NESSA TRANSIÇÃO AINDA INCIPIENTE, É UMA MEDICINA PERSONALIZADA, QUE EXIGE PREDIÇÃO, DIAGNÓSTICO E PREVENÇÃO PRECOCE DE DOENÇAS.

O diagnóstico é a porta de entrada para o tratamento e para a pesquisa. Cerca de 70% das decisões de diagnóstico costumam atualmente ser provenientes de exames e testes prévios. Segundo o Centro de Detecção Precoce do Câncer, da Universidade Stanford, há um equívoco básico no direcionamento das verbas de pesquisa nos Estados Unidos, que são maciçamente devotadas ao tratamento, deixando apenas 7% para o diagnóstico e suas ferramentas.

Como a escolha do tratamento certo depende sempre de um diagnóstico muito exato, pode-se dizer que, ao contrário do que as pessoas em geral acreditam, na verdade quem salva vidas é o diagnóstico em primeiro lugar.

"Antecipar e prevenir doenças deve ter prioridade sobre novos tratamentos sem fim. O futuro é todo sobre sermos capazes de interceptar e prevenir doenças", diz o Dr. Sanjiv Gambhir, diretor do Centro, que acredita que essa divisão dos fundos de pesquisa vai evoluir para um 50/50% no futuro próximo, quando será reconhecido que é mais lógico, mais humano e mais econômico colocar recursos na investigação dos métodos de diagnóstico precoce e prevenção das moléstias.

O Dr. Gambhir antecipa a visão de um futuro próximo em que nós vamos monitorar *continuamente* nossa saúde. Para ele, o diagnóstico atual padece de uma séria limitação: é *intermitente* ou, pior, é emergencial. Com monitoramento contínuo fica fácil detectar inúmeras alterações patológicas precocemente. Por exemplo, podem ser descobertos pequenos tumores em estágio inicial, muito antes que possam dar origem a um câncer agressivo.

Atualmente, segundo o diretor, o sistema de saúde norte-americano é organizado a partir do que acontece quando já se sabe o que está errado, em vez de conseguir descobrir previamente o que pode vir a se tornar errado.

Segundo a Academia Nacional de Medicina, nos Estados Unidos, entre 6% e 17% dos eventos adversos nos hospitais são causados por erros nos diagnósticos – que acabam contribuindo com 10% de todas as mortes de pacientes.

No momento, o Centro de Detecção Precoce do Câncer de Stanford trabalha no desenvolvimento de um sutiã que pode, com uso de infravermelho e ultrassom colocados nele como dispositivos ultracompactos, produzir imagens dos seios, interior e superfície, continuamente, sempre que o sutiã é colocado – e ele ainda continua capaz de cumprir suas funções normais de sustentação dos seios de modo confortável.

Outro equipamento em desenvolvimento é ainda mais inesperado: um vaso sanitário capaz de coletar a urina e analisá-la várias vezes por dia, com até dez parâmetros diferentes. Acidez, tendência a pedras nos rins e a diabetes estão entre esses parâmetros.

Para médicos do Centro, as fontes perfeitas de informação para diagnóstico são os conteúdos moleculares de saliva, suor, urina e fezes, que, assim como as lágrimas e a cera dos ouvidos, são excretados de forma natural e espontânea todos os dias.

MEDICINA PERSONALIZADA

A transição que o Dr. Gambhir idealiza está dando seus primeiros sinais, mas deve ser bastante demorada até se tornar dominante. E, claro, ainda mais difícil em países menos adiantados.

De modo geral, no mundo todo, a medicina ainda é mais curativa que preventiva. E, mesmo quando preventiva, baseia-se em médias populacionais de uma certa região ou país. Acaba atuando mais por tentativa e erro, premida pela necessidade ou urgência do caso, do que de uma forma harmonicamente estruturada e previsível.

Contudo, a medicina do futuro, a que se busca nessa transição ainda incipiente, é uma *medicina personalizada*, que exige predição, diagnóstico e prevenção precoce de doenças. E, quando estas se estabelecem, exige um tratamento individualizado de acordo com as características e necessidades particulares do paciente.

O perfil genético e o biológico total, a nível molecular, do indivíduo têm que ser previamente conhecidos, e novas tecnologias para coletar, analisar, comunicar, interpretar e armazenar dados são fundamentais.

No mundo que está chegando, com a internet de todas as coisas e com os novos métodos de exames contínuos à distância, cada pessoa será realmente um indivíduo muito bem definido, com um acervo de milhares e milhares de dados continuamente renovados, estocados na nuvem, à disposição dos profissionais de saúde de qualquer parte do mundo, que tenham permissão de acesso a eles.

Fatores-chave para o desenvolvimento de tecnologias para uma medicina personalizada são padronização, integração e harmonização.

COLETA DE DADOS INDIVIDUALIZADA À DISTÂNCIA

A participação ativa do próprio indivíduo é fundamental para o desenvolvimento de uma medicina personalizada. As pessoas devem aprender que precisam tornar-se responsáveis por sua própria saúde de uma maneira mais ostensiva e consciente, e que, em vez de depender de exames e consultas feitos eventualmente quando uma doença aparece, devem integrar-se com seu profissional de saúde de modo a ter um monitoramento mais constante de suas condições de saúde – antes que elas se transformem em condição de doença. E, quando já estão submetidas ao tratamento determinado por seu médico, possam manter a si e a ele informados da evolução frequente de seus parâmetros.

Já estão em funcionamento diversos métodos de obtenção de dados analíticos individualizados, que podem ser usados no mesmo local ou transmitidos à distância. Alguns são compatíveis com o uso durante o tratamento também, como

1. smartphones;
2. usáveis (portáteis) ou rastreadores;
3. diagnóstico portátil.

1. Smartphones

Os telefones celulares modernos são computadores poderosíssimos e muito velozes, centenas de vezes mais capazes do que os computadores que levaram o homem à Lua cinquenta anos atrás. Além de permitirem a rápida comunicação do paciente com seu médico, clínica, laboratório ou hospital, por voz ou por mensagem e imagem, permitem todo um intenso fluxo de comunicação dos profissionais de saúde entre si.

Também permitem que, na atualidade, o primeiro ou segundo médico que o paciente consulta seja normalmente o *Dr. Google*, o que pode ajudar em certos casos e principalmente criar muita confusão ou grosseiros erros em outros.

Porém, com os aplicativos e/ou acessórios adequados, os celulares podem tornar-se parte de equipamentos de detecção e transmissão de sinais e imagens para fins de diagnóstico.

Transformar o smartphone em uma ferramenta de diagnóstico já se tornou uma realidade. Está poupando despesas, tornando os processos rápidos e fazendo certos procedimentos complexos possíveis à distância.

E, forçoso reconhecer, dando ao paciente mais participação e mais controle sobre seu próprio diagnóstico e tratamento.

Ultrassom

Nos Estados Unidos, o FDA aprovou o MobiSante, o primeiro aparelho de sistema de imagem por ultrassom que pode ser usado com um smartphone. Ele vem sendo usado para:

- confirmar e acompanhar gravidez;
- avaliar desordens renais;
- guiar injeções e aspirações;
- triagem pré-hospitalar.

Imunoensaio

Cientistas da Universidade Columbia, em Nova York desenvolveram um acessório de baixo custo para smartphone que pode fácil e rapidamente testar três marcadores de doenças infecciosas: anticorpo HIV, anticorpo treponema-específico e anticorpo não treponema-específico, ambos para sífilis. Em quinze minutos, usando uma mínima amostra de sangue, o equipamento produz um diagnóstico confiável, permitindo que um imunoensaio com plena qualidade de laboratório seja produzido com um acessório de smartphone.

Estetoscópio

Esse uso não precisa de acessório externo. Tudo o que é necessário é um aplicativo que registra os sons internos do corpo usando o microfone do próprio celular. Não há necessidade de um estetoscópio real. O Mobile Stethoscope existe para os aparelhos da Apple.

Além desse aplicativo, uma equipe do MIT desenvolveu um dispositivo externo, um estetoscópio alimentado pela USB do telefone, que pode identificar doença respiratória, causa de 14% das doenças no mundo.

Oftalmologia

Os smartphones atuais têm resolução de imagem suficiente para avaliar a visão e dar dados para recomendação de lentes corretivas.

Já outro dispositivo, a NETRA, custa apenas dois dólares e é um *clip-on* ocular (peça aplicada junto ao olho) que pode avaliar miopia, hipermetropia e astigmatismo. Usada na Índia, vem permitindo que milhões de pessoas recebam avaliação oftálmica, coisa que não poderiam jamais alcançar. Usando-se uma plataforma à distância, jovens de áreas rurais são treinados para fazer os testes em seus vizinhos, habilitando-os a receber óculos de baixo custo.

JÁ ESTÃO EM FUNCIONAMENTO DIVERSOS MÉTODOS DE OBTENÇÃO DE DADOS ANALÍTICOS INDIVIDUALIZADOS, QUE PODEM SER USADOS NO MESMO LOCAL OU TRANSMITIDOS À DISTÂNCIA.

Câncer

OScan é um dispositivo que, ligado a um smartphone, permite o escaneamento da boca em busca de sintomas precoces de câncer bucal. O smartphone manda a imagem para que um especialista interprete à distância. Desenvolvido pela Universidade de Stanford, vem sendo também usado na Índia e é capaz de ajudar diversas comunidades com difícil acesso a consultas médicas.

Outros dispositivos têm sido usados para detecção precoce de câncer de pele e de pulmão.

Mal de Parkinson

Cientistas em Singapura desenvolveram o aplicativo SmartMOVE, que usa o acelerômetro e o giroscópio do telefone para avaliar o modo de caminhar do paciente.

Outros aplicativos focalizam mudanças de voz, tremor, movimento lento (bradicinesia) e também o modo de bater o dedo na tela.

Os aplicativos e funcionalidades demonstrados são apenas alguns dos diversos que existem, sem contar os que ainda estão em desenvolvimento e ganharão o mercado no futuro próximo. Com todas essas novidades e avanços, contudo, é difícil antever até onde caminharemos com as oportunidades que um smartphone poderá oferecer para a humanidade nos próximos anos nas áreas de tratamento e diagnóstico médico, assim como em muitas outras.

2. Usáveis ou portáteis

Os usáveis (*wearables* em inglês) são dispositivos compactos externos que, usados no corpo ou na cabeça, podem produzir informações para o usuário e permitem interação por voz ou meios físicos.

Muito deles são oferecidos como "acessórios para roupas" e têm uso em muitas aplicações diferentes, desde as mais simples, como para o universo fitness, até dispositivos mais complexos, que são usados para dar assistência a cirurgias.

Os **dispositivos corporais** são usados para detectar ou registrar qualquer mecanismo fisiológico do corpo.

Os **dispositivos de cabeça** são utilizados em cirurgia, produção de imagens, simulação, navegação e educação. Em grande parte, são dispositivos de **realidade aumentada**, da qual vamos falar um pouco mais adiante.

Caso deseje ler mais a respeito desses dispositivos, no link a seguir você poderá encontrar 25 que estão em uso atualmente:

A Review of Wearable Technology in Medicine

https://www.researchgate.net/publication/305442998_A_review_of_wearable_technology_in_medicine (fazer download)

Já para saber mais a respeito de como a indústria da saúde está se beneficiando por eles, você pode ler a matéria a seguir:

How Wearable Tech Is Taking Over the Healthcare Industry

https://sightcall.com/wearable-tech-taking-healthcare-industry/

3. Diagnóstico portátil

"Se a montanha não vem a Maomé, Maomé vai à montanha." Ou, melhor dizendo, se o paciente não vai ao laboratório, o laboratório vai ao paciente. E este usa aparelhos de diagnóstico portátil por conta própria, geralmente remetendo os dados obtidos a seu médico, clínica ou hospital via wireless.

Há um grande número de empresas que se dedicam a esse trabalho, deslocando seus equipamentos e profissionais para os endereços onda são solicitados. São tantas que existe até uma American Portable Diagnostics Association.

Como exemplo, a empresa Portable Diagnostic Services de Dallas, Estados Unidos, presta serviços há 23 anos, atendendo domicílios, clínicas e hospitais. No momento, seus serviços incluem raios-X portátil, ultrassom geral, ultrassom vascular, eletrocardiograma e ecocardiograma. Veja em:

Portable diagnostic

https://portablediagnostic.com/

Já o Visto Checkme Pro é um aparelho multifunção. Ele permite fazer eletrocardiograma, medir saturação de oxigênio do sangue, medir temperatura, pressão sanguínea, número de passos dados por dia e funciona também como monitor de qualidade de sono. É portátil, muito pequeno, leve e transfere os dados por wi-fi. Pode ser visto aqui:

Checkme Pro

https://www.viatomtech.com/checkme-pro

Aparelhos para exames de sangue

IDENTIFICADORES DE VEIAS

O Vein Finder e similares são aparelhos simples, que ajudam a localizar as veias dos braços, mãos, pernas e pés com grande facilidade. Eles iluminam a área com um bloco de LEDs coloridos e as veias aparecem com grande destaque em cor escura, contrastando com a superfície iluminada. É bem esclarecedor ver o Vein Finder em uso neste vídeo:

Vein Finder Demonstration

https://www.youtube.com/watch?v=NS68ePykav0

Já as características técnicas de diversos outros concorrentes do Vein Finder podem ser encontradas com detalhes no link a seguir:

InfraRed Light Therapy

https://www.infrared-light-therapy.com/infrared-vein-finder/

INTELIGÊNCIA ARTIFICIAL, INTERNET DAS COISAS E REALIDADE AUMENTADA

Pense nas centenas de milhares de dados levantados por sensores, locais ou remotos, relativos à saúde dos pacientes. Agora, imagine como é possível controlar todos esses dados. O que fazer, como processar essa infinidade de valores, de modo a chegar a conclusões válidas como diagnóstico?

Como manter sob controle toda a complexidade dos tratamentos e dos medicamentos de um grande número de pacientes numa clínica ou num hospital?

Como controlar os próprios equipamentos, cada vez mais complexos e sofisticados, que são usados nos consultórios, laboratórios e hospitais? Como fazer a mesma coisa na indústria farmacêutica?

Para todas essas perguntas, a resposta é uma só: inteligência artificial (A.I., por convenção, do inglês *artificial intelligence*).

Veja que a palavra é *inteligência*. Não estamos falando apenas de um computador comum, que é programado para reagir a comandos. Estamos falando de um computador que tem de ser capaz de "pensar", de aprender, de se reprogramar. Ou seja, o sistema se torna capaz de interpretar corretamente os dados que recebe, aprender com eles e adaptar-se a partir desse aprendizado, produzindo uma nova resposta. Dessa maneira, logra-se expandir a capacidade racional do ser humano, ao mesmo tempo que se consegue o benefício da enorme velocidade de processamento da máquina computacional.

No diagnóstico médico, foram desenvolvidos programas baseados em análise probabilística, com dados estatísticos provenientes de um número muito grande de casos similares, com os quais a máquina aprende e evolui na sua capacidade de julgamento. Esses sistemas têm demonstrado a capacidade de executar tarefas do nível de um médico especialista em diversas áreas da medicina.

Evidentemente, a inteligência artificial tem a função de auxiliar, não a de substituir o médico. Este continua sendo o responsável pela emissão do diagnóstico, do laudo, da decisão. Contudo, inegavelmente, o profissional tem sua vida muito facilitada pelo concurso da máquina inteligente, que funciona, em parte, como se fosse um colega muito experiente a dar sua opinião.

Essas máquinas, quando bem ajustadas por seus programadores, dificilmente cometem erros, pois, como diz o velho ditado, errar é humano. Têm, assim, a possibilidade de alcançar um maior grau de precisão.

Também superam outra limitação humana de o cansaço. Máquinas não cansam, não se distraem, não precisam de intervalos de recuperação, não comem, não bebem cafezinho nem fumam, não trabalham só em turnos de 8 horas por dia, sujeitos a variações de ritmo circadiano e oscilações de humor e rendimento conforme o estado emocional ou fisiológico oscila. Não ficam entediadas, não têm raiva do chefe nem ciúmes do marido, da namorada ou do colega ao lado.

Por essas características não humanas e por sua enorme capacidade e velocidade de processamento, elas chegam a eliminar muitos empregos, especialmente aqueles em que há uma avalanche de tarefas repetitivas e monótonas a realizar. Em consequência, acabam criando outros tipos de emprego logo mais adiante, atividades com as quais nem se podia sonhar anos antes.

Quando uma exímia datilógrafa profissional poderia imaginar que sua profissão se extinguiria, porque *todos* seriam digitadores naturais e compulsivos de seus teclados de computador? Quando os maus datilógrafos, que "catavam milho" digitando com dois dedos apenas na máquina de escrever, poderiam imaginar que agora existem bilhões de catadores de milho digitando com um ou dois dedos nos teclados virtuais dos seus celulares?

Vários exemplos de aplicações de A.I. fazem parte do nosso cotidiano, como o GPS, que permite coisas como Waze, Google Maps e Uber. O corretor ortográfico, que passou dos programas de escrita no computador para nos ajudar ou enfurecer nos celulares, é um outro exemplo de uma máquina esforçando-se para aprender. Os algoritmos de Facebook, Google, Amazon e similares aprendem tudo a respeito dos nossos gostos e preferências, dos nossos endereços e informações cadastrais. Depois tentam nos vender produtos e serviços totalmente personalizados. Quanto mais nós usamos as redes sociais, mais nós lhes damos informações pormenorizadas a nosso respeito.

A inteligência artificial chegou à medicina para ficar. E para fazê-la melhor e mais exata, permitindo que uma sonhada medicina de precisão, personalizada, possa tornar-se verdade. Um enorme número de algoritmos vem sendo desenvolvidos e treinados para reconhecer padrões progressivamente mais complexos, encontrados nos múltiplos dados ou imagens fornecidos pelos sensores. Desse treinamento resulta uma evolução constante da capacidade de aprendizagem da máquina, o que vai tornando o processamento e, consequentemente, o diagnóstico, cada vez mais exatos.

Um exemplo recente é o algoritmo criado na Universidade de Stanford para diagnosticar câncer de pele, que foi treinado reconhecendo mais de 1 milhão de imagens e depois aperfeiçoado lendo 130 mil escaneamentos de lesões de pele provenientes de

Logra-se expandir a capacidade racional do ser humano, ao mesmo tempo em que se consegue o benefício da enorme velocidade de processamento da máquina computacional.

mais de 2 mil doenças. Isso lhe deu uma inacreditável capacidade de reconhecer e classificar os tipos de câncer que chegam nas imagens dos novos pacientes de forma automática e imediata.

Um simpósio internacional sobre imagem biomédica mostrou recentemente que a combinação do trabalho de um patologista com um sistema A.I. de profunda capacidade de aprendizado reduziu em 85% a chance de erro humano na identificação de câncer de mama metastático.

O supercomputador Watson

"Dois minutos. Esse é o tempo estimado para a plataforma Watson Health analisar todo o histórico médico e, baseado em evidências, indicar possíveis tratamentos para um paciente com câncer. A ferramenta desenvolvida pela IBM utiliza a chamada tecnologia cognitiva, forma mais avançada de inteligência artificial. Como um aluno brilhante, o computador é capaz de aprender continuamente a partir das informações que analisa."

Assim o site Conexão Seguro Unimed começa a descrever o uso da plataforma do supercomputador Watson, da IBM, em oncologia.

O Watson foi apresentado publicamente em 2011, num programa de perguntas e respostas na televisão norte-americana. Ele concorreu com os dois maiores ganhadores desse tipo de certame no país. No final o computador foi o grande vencedor, com quase quatro vezes mais acertos que os grandes especialistas. Recebendo o seu nome como homenagem ao fundador da IBM, Thomas J. Watson, o sistema tinha 750 servidores e ocupava uma sala inteira próxima ao estúdio.

A plataforma Watson é um *serviço* prestado pela IBM através da nuvem. Não é necessário investir milhões de dólares na compra, instalação, treinamento e manutenção da supermáquina.

internet das coisas – (IOT)

Conhecida pela sigla em inglês para internet of Things, IOT, representa o conceito de interligação de objetos ou coisas pela internet. No Brasil, pelo menos 70% das pessoas têm acesso à internet e existem mais celulares do que habitantes. E as coisas já estão interligadas há um bom tempo, como as câmeras de rua com seus centros de monitoramento ou o *baby watch*, sistema de vídeo e áudio que monitora o bebê, com o celular da mãe.

Da mesma maneira, quando se está fazendo o monitoramento remoto de um paciente com hipertensão, são os objetos ou coisas junto ao doente e no centro de controle que estão conectados entre si pela rede.

Há sistemas de controle de uma casa inteira, a casa inteligente. E o mesmo se aplica a edifícios inteiros e a redes de prédios, com milhares de objetos conectados em interação constante. Há projetos, inclusive, de cidades inteligentes, onde todos os pontos vitais serão interconectados.

Celular, *bluetooth*, wi-fi, e RFID (identificação por radiofrequência) são as maneiras mais usadas de conectar as coisas entre si.

A conexão com a rede mundial de computadores permite controlar os objetos remotamente, mas permite, também, que os objetos sejam, por sua vez, fontes de dados e provedores de serviços, o que dá uma nova capacidade a objetos comuns, como um fogão, uma geladeira, um automóvel, uma televisão inteligente.

Assim como existe a tecnologia dos códigos de barras para identificar todos os objetos no dia a dia do comércio, existe também a tecnologia RFID (sinais de rádio de baixíssima potência), em que a identificação de um objeto é feita com uma *etiqueta de radiofrequência*, que pode ser lida com equipamentos (equivalentes aos leitores de código de barras ópticos), conectados à internet.

É como se todo e qualquer objeto, desde um livro a uma autopeça, um frasco de remédio ou um pacote de correio tivesse recebido um "chip" e pudesse ser localizado e identificado sempre, não importa o lugar onde esteja. Com um sistema assim, que está já em elaboração e rápido crescimento, os controles de estoques, seja do que for, seriam simplesmente perfeitos e automáticos. Imagine a importância de um controle desse tipo num hospital, numa farmácia ou numa indústria farmacêutica.

Estima-se que existam hoje cerca de 25 bilhões de objetos já conectados. Em mais alguns anos esse número pode chegar à casa dos 100 bilhões.

Com a evolução da miniaturização e o avanço da nanotecnologia, objetos cada vez menores poderão se conectar e fica difícil prever hoje até onde essa integração poderá chegar em termos de uma internet de todas as coisas, tornada inteligente e até sensorial.

Os chips RFID de radiofrequência usados hoje vêm com uma numeração de série pré-gravada de fábrica, mas possuem um espaço de memória para receberem informações específicas para o produto que se quer identificar.

Muitos usos da internet das coisas já acontecem na área da saúde. Alguns poucos exemplos, entre centenas, incluem:

Hospital das Clínicas da FMUSP: monitoramento dos ativos hospitalares.

Laboratório de Sistemas Integráveis Tecnológicos (LSI-TEC): Monitoramento remoto para controle de sepse em crianças com câncer. Monitoramento remoto da qualidade de sono.

Rede Nacional de Pesquisa (RNP): Monitoramento remoto de crianças e adolescentes com obesidade.

Universidade Federal do Rio Grande do Sul: monitoramento remoto de pacientes com hipertensão.

Realidade aumentada

Diferentemente da *realidade virtual*, em que o observador é afastado do mundo real e imerso num ambiente virtual, na *realidade aumentada*, também chamada de *computação espacial*, as percepções são *acrescentadas* ao ambiente real graças à tecnologia. Google, Vuforia, Microsoft e Apple estão entrando nesse mercado, o que sinaliza a grande dimensão que ele está alcançando.

Há um enorme número de aplicativos para celular e para uso em lojas comerciais no mercado. Com um deles você vira a câmara do celular para um ponto de sua casa e o aplicativo acrescenta vários tipos de tapetes sobre o chão, movendo-os e girando-os pelo ambiente, facilitando assim sua escolha.

Outro aplicativo permite que, com a câmera em *selfie*, você possa ver (e fotografar!) o seu rosto com toda uma variedade de armações para óculos disponíveis na loja vendedora.

Estima-se que existam hoje cerca de 25 bilhões de objetos já conectados com a internet. Em mais alguns anos esse número pode chegar à casa dos cem bilhões.

Um sistema mais sofisticado em desenvolvimento permite que aquilo que aplicativos como o Google Maps mostram só em duas dimensões se transforme em uma realidade aumentada: você aponta câmera do celular para uma rua da cidade e imediatamente aparecem superpostas na mesma tela informações sobre trânsito e a indicação de onde estão restaurantes, bares, hotéis, postos de combustível ou outros tipos de lojas, que você escolhe de um amplo menu.

Uso médico:

A realidade aumentada já encontra uso na prática médica e hospitalar. As aplicações podem ser em diagnóstico, cirurgia e educação.

Um exemplo interessante na área do diagnóstico é uma maneira de ajudar o paciente a descrever os sintomazs que sente. O aplicativo EyeDecide usa a realidade aumentada para mostrar a ele uma simulação da visão perturbada por diferentes problemas.

Os aparelhos para localização de veias a que nos referimos atrás também se encaixam dentro desse conceito, pois os feixes de luz usados aumentam a capacidade de percepção das veias e aumentam muito o êxito nas punções.

Para uso em cirurgia, a empresa Augmedics criou um *headset* para cirurgiões de coluna. Usando-o, o médico tem a sobreposição sobre o campo real de uma imagem 3D obtida por tomografia computadorizada.

Um ótimo artigo sobre o presente e o futuro da realidade aumentada na medicina pode ser encontrado aqui:

Augmented Reality: The future of medicine
https://thinkmobiles.com/blog/augmented-reality-medicine/

Impressão 3D – Aplicações na Medicina

A impressão em três dimensões ganhou um impulso extraordinário nos últimos anos. Sua aplicação ao campo das ciências da saúde levou a realizações verdadeiramente espetaculares, revelando uma grande capacidade para salvar vidas e para educar profissionais.

A impressão tridimensional é feita por máquinas que fazem a fusão ou deposição de materiais, camada a camada, tais como plástico, metal, cerâmica, líquidos, pós e até mesmo células vivas.

Existe uma dúzia de diferentes processos de impressão 3D, que usam diferentes tecnologias, velocidades e resoluções – e centenas de materiais podem ser usados como "tinta".

Inicialmente a máquina imprime uma figura plana, fazendo a base da peça no plano horizontal de coordenadas X e Y. A seguir ela começa a subir ao longo da coordenada vertical Z e é capaz de reproduzir qualquer coisa que seja comandada pelo computador.

Uma coisa notável é que ela pode basear-se em imagens apenas planas, como as de raios-X, de tomografia ou de ressonância magnética, que podem ser convertidas em arquivos de impressão 3D no computador, permitindo a confecção de peças tridimensionais.

Assim, não há quase limite para a complexidade das peças anatômicas que podem ser produzidas. Além das estruturas corporais, a impressão pode produzir peças de outras máquinas e equipamentos que serão usados em diagnóstico ou tratamento. E também ferramental para uso cirúrgico e ambulatorial.

A tecnologia 3D começou a ser usada em peças impressas para medicina já no começo dos anos 2000, para fazer próteses e implantes dentários.

Atualmente, a impressão 3D é capaz de produzir ossos, mandíbulas, partes de crânios, narizes, orelhas, próteses, exoesqueletos, lentes.

Pode produzir também peças a partir de células e tecidos, como demonstram as pesquisas em andamento; então pode trabalhar na produção de vasos sanguíneos, estruturas vasculares, tecidos e órgãos em ampla variedade. A impressão 3D também tem um amplo uso atual na produção de medicamentos.

O uso da impressão 3D em medicina pode ser classificado em várias categorias:

- Fabricação de tecidos e órgãos
- Criação de próteses e implantes
- Criação de modelos anatômicos para:
    - ◊ Diagnóstico
    - ◊ Cirurgia
    - ◊ Ensino

Medicina Nuclear

Evidentemente, seria impossível concluir um capítulo sobre exames e diagnósticos sem mencionar a enorme colaboração que a medicina nuclear traz para esse campo da ciência médica.

Contudo, a medicina nuclear abrange toda uma imensa área de atuação, que envolve não apenas o diagnóstico, mas também o tratamento de um grande número de moléstias, usando radiação e radiofármacos.

Neste capítulo, vamos nos limitar às aplicações ao campo do diagnóstico, fazendo um sumário compacto e remetendo o leitor que tiver um interesse maior a fontes mais extensas a diversos links.

Tudo começou em 1896, com uma chapa fotográfica que mostrava uma estranha imagem da mãe da senhora Roentgen, esposa do físico alemão Wilhelm Roentgen. Era a primeira chapa de raios-X do mundo e vale a pena dar uma olhada nela aqui (aliás, este link tem uma galeria de fotos e charges históricas que vale a pena ver e até salvar):

Imagens que mudaram o mundo: os primeiros raios-X
https://hypescience.com/27195-primeiros-raios-x/

Começou aí a grande revolução que a energia nuclear iria trazer para a medicina. Hoje o quadro é extraordinariamente mais rico, pois, além da radiografia, que evoluiu uma enormidade, surgiram novas técnicas, equipamentos e aplicações. Sendo este todo um mundo a ser conhecido e explorado, recomendamos uma visão de conjunto muito bem organizada na referência básica, a seguir:

Medicina nuculear
https://pt.wikipedia.org/wiki/Medicina_nuclear

Na área do diagnóstico, além da onipresença da radiografia tradicional, vamos citar apenas alguns dos muitos exames de imagem que são feitos atualmente usando técnicas de medicina nuclear:

- Tomografia computadorizada;
- Tomografia por emissão de pósitron (PET);
- Cintilografia tomográfica de perfusão cerebral (SPECT);

Atualmente, a impressão 3D é capaz de produzir ossos, mandíbulas, partes de crânios, narizes, orelhas, próteses, exoesqueletos, lentes.

- Cintilografia de perfusão e ventilação pulmonar;
- Cintigrafia corporal com 1231-MIBG;
- Cintigrafia do córtex da suprarrenal;
- Cintigrafia Óssea;
- Cistocintigrafia;
- Linfocintigrafia;
- Angiografia de radionuclídeos;
- Renograma basal.

E dezenas de outras possibilidades.

Dados de 2017 para o mercado brasileiro de medicina nuclear apontam um faturamento de 5,5 bilhões de reais e uma perspectiva de expansão para 8 bilhões de reais em 2020. Os medicamentos usados para diagnóstico correspondem a 98% do total de procedimentos.

Na área de diagnóstico, 93% do mercado é de cintilografias, com 1,6 milhão de procedimentos anuais, contra 96 mil PETs e 7 mil procedimentos para detecção de linfonodo sentinela.

Segundo esta publicação, de uma consultora da área econômica da Sociedade Brasileira de Medicina Nuclear, havia em 2017 somente 480 médicos nucleares no país.

capítulo 15

O *seu* futuro e a medicina

A MEDICINA ESTÁ E ESTARÁ SEMPRE CUMPRINDO O SEU PAPEL:
USANDO O CONHECIMENTO PARA SALVAR E PRESERVAR A VIDA.

Estamos chegando ao capítulo final deste nosso livro. Em primeiro lugar, quero agradecer por ter podido contar com sua companhia; em segundo, cumprimentá-lo por sua resistência e atenção.

Afinal, reconheço, nem sempre foi possível manter a suavidade do texto, apesar de eu ter me esforçado ao máximo para evitar tanto quanto possível o jargão médico e o excesso de dados, pois este não é um livro técnico, mas um livro de divulgação científica para informar pessoas fora da área da medicina.

Contudo, o que é mais importante para mim, aquilo que me levou a escrever este trabalho, é a vontade de dar a todos os meus leitores a oportunidade de se prepararem para poder usufruir dos imensos benefícios que o futuro próximo da medicina já está começando a trazer para todos nós, pacientes e profissionais.

Há muitos recursos já entrando em uso – ou por entrar em aplicação concreta muito em breve – que, até pouco tempo atrás, pertenciam ou ao campo da conjectura; ou ao mundo da ficção científica. Esses recursos são, em sua maioria, ainda desconhecidos da maior parte das pessoas, alguns até mesmo de profissionais da saúde. Mas eles estão aí no horizonte muito próximo e quem vai se beneficiar deles são aqueles que souberem que eles existem.

Mais do que nunca, nesta era da tecnologia da informação, ***saber é poder***.

Essa certeza me estimulou a escrever o livro. Para que o meu leitor possa tornar-se dono desse saber, desse conhecimento que permeou cada uma das páginas desta publicação.

Minha primeira e maior preocupação foi aquela de dar a você, meu leitor, informação suficiente para que acredite que sua vida, mediante a ciência e as novas tecnologias, tem possibilidade de atingir e até mesmo ultrapassar os 100 anos. Deixei nos capítulos pertinentes suficiente informação e referências para que você possa aprofundar o tema e tirar eventuais dúvidas que ainda tenham permanecido.

Uma característica importante dessa nova longevidade é que ela não está no futuro distante, mas já está no aqui e agora. São pessoas reais, já nascidas na fase final do século XX e no início do século XXI, que vão encontrar essa realidade centenária.

E, com isso, espero que agora você tenha motivação para *não envelhecer antes do tempo*. Que você saiba que tem que agir, se reposicionar, para não ter que viver três décadas de velhice precoce, que é não só desnecessária como perfeitamente evitável. O que você vai precisar fazer é só não se deixar levar pelos maus hábitos de vida, que envelhecem as pessoas precocemente.

O que eu espero, com meu texto, é ter criado em você a premência para agir a favor de sua autopreservação e saúde, a consciência de que estará em suas mãos tornar-se capaz de viver bem esses muitos anos a mais com que a medicina e a tecnologia estão acenando para todos nós.

A medicina está e estará sempre cumprindo o seu papel: usando o conhecimento para salvar e preservar a vida, usando a experiência e a tecnologia para tornar a vida melhor e mais agradável de ser vivida. Para isso, estamos contando com a revolução da nanotecnologia e das células-tronco.

E com os recursos extraordinários da telemedicina, levando a democratização da ciência médica ao alcance de todos os núcleos terapêuticos, dos maiores aos mais remotos.

Também poderemos contar com a robótica, as novas formas de fazer diagnóstico, inclusive com a inteligência artificial e a energia nuclear.

Agora você sabe o quanto a genética é importante para sua saúde e o quanto os hormônios são capazes de alterar para melhor as suas funções orgânicas e metabólicas, quando rigorosamente equilibrados pelo especialista e aplicados sob as mais variadas formas farmacêuticas, com a seriedade necessária.

Uma coisa, porém, nós podemos antever com segurança: por mais que avancemos em inteligência artificial e robótica, em nanorrobôs e telemedicina, nunca esses recursos tecnológicos vão substituir a participação do profissional de medicina no processo decisório e no cuidado com seu paciente.

O juramento de Hipócrates valerá daqui a trinta anos tanto quanto tem valido há milênios. Nossa preocupação com o amparo ao paciente é o que nos caracteriza como *seres humanos* que também são médicos, como técnicos que, em que pesem os longos anos de dedicação à prática exaustiva e ao constante aprendizado de tecnologias de ponta, não perderam a capacidade de empatia.

Um exemplo bem acessível é o tratamento do paciente obeso. Inúmeras vezes ele não sabe que é portador de uma *moléstia* crônica, uma *doença* complexa de múltiplas causas, que precisa de atenção multidisciplinar: nutricional, hormonal, metabólica, psicológica. E que precisa a compreensão e o apoio empático do seu médico para poder empreender o trabalho multifacetado, que terá que fazer para manter essa enfermidade sob bom controle e viver uma longa vida normal.

E nós, médicos, quanto mais máquinas, mais aparelhos, mais sensores, mais computadores, mais nanorrobôs e mais biofármacos tivermos à nossa disposição, mais aprimoramento teremos em nossa capacidade de servir e amparar o nosso paciente, mais e mais teremos que estudar e aprender, mais esforço teremos que fazer para acompanhar e assimilar o estado da arte dessa nossa maravilhosa profissão de preservação da saúde e de salvaçao de vidas.

O futuro da medicina é o paciente mais longevo, mais saudável e com muito mais conhecimento sobre seu próprio organismo e nutrição.

E é o médico mais competente e mais dedicado do que nunca, a ponto de transformar a ciência em uma arte.

REFERÊNCIAS BIBLIOGRÁFICAS

Capítulo 1: E se você viver 100 anos?

BAKALAR, Nicholas. How Long Can People Live?: The Trick is Not to Increase Life Span, Scientists Say, But to Lengthen "Health Span". 19 nov. 2018. Disponível em: https://www.nytimes.com/2018/11/19/health/human-life-span.html?emc=edit_sc_20181120&nl=science-times&nl_art=&nlid=83190620edit_sc_20181120&ref=headline&te=1. Acesso em: 9 set. 2019.

BATALHA, Guta. Genética x estilo de vida: o que interfere mais na sua saúde. Disponível em: https://www.vix.com/pt/bbr/280/genetica-x-estilo-de-vida. Acesso em: 9 set. 2019.

Breast cancer. Disponível em: https://ghr.nlm.nih.gov/condition/breast-cancer#inheritance. Acesso em: 9 set. 2019.

DALEY, Beth. As Life Expectancies Rise, So are Expectations for Healthy Aging. 24 set. 2018. Disponível em: https://theconversation.com/as-life-expectancies-rise-so-are-expectations-for-healthy-aging-102388. Acesso em: 9 set. 2019.

DURRANI, Arif. The Evolving Economy: New Opportunities as Life Expectancies Increase. 2018. Disponível em: https://tomorrowaugmented.com/insights/evolving-economy-new-opportunities-life-expectancies-increase/. Acesso em: 9 set. 2019.

GRATTON, Lynda; SCOTT, Andrew. The 100 Years Life: Living and Working in an Age of Longevity. London: Bloomsbury Information, 2016.

KAKU, Michio. The Physics of the Future. Nova York: Doubleday, 2017.

MERUANE, Lina. Contra os filhos: uma diatribe. São Paulo: Todavia, 2018.

Noncommunicable Diseases.1 jun. 2018. Disponível em: https://www.who.int/news-room/fact-sheets/detail/noncommunicable-diseases. Acesso em: 9 set. 2019.

ROSER, Max. Life Expectancy. Disponível em: https://ourworldindata.org/life-expectancy#twice-as-long-life-expectancy-around-the-world. Acesso em: 9 set. 2019.

The Human Mortality Database. Disponível em: https://www.mortality.org/. Acesso em: 9 set. 2019.

UOL, Viva bem. Tudo sobre câncer: sintomas e tratamentos da doença. 12 out. 2018. Disponível em: https://www.uol.com.br/vivabem/noticias/redacao/2018/10/12/90-dos-casos-de-cancer-de-mama-sao-causados-por-estilo-de-vida.htm. Acesso em: 9 set. 2019.

Capítulo 2: Longevidade no Brasil

KOAT. The I Generation. 29 jan. 2015. Disponível em: https://www.youtube.com/watch?v=NmYSFTVHC1k. Acesso em: 9 set. 2019.

MARTINS, Raphael. A expectativa de vida da população em cada estado do Brasil. 2 ago. 2017. Disponível em: https://exame.abril.com.br/brasil/a-expectativa-de-vida-da-populacao-em-cada-estado-do-brasil/. Acesso em: 9 set. 2019.

MARTINS, Thays. Walter Orthmann trabalha há 80 anos numa fábrica. 19 ago. 2018. Disponível em: https://www.correiobraziliense.com.br/app/noticia/eu-estudante/trabalho-e-formacao/2018/08/19/interna-trabalhoeformacao-2019,700846/walter-orthmann-trabalha-ha-80-anos-numa-fabrica.shtml. Acesso em: 9 set. 2019.

PARADELLA, Rodrigo. Número de idosos cresce 18% em 5 anos e ultrapassa 30 milhões em 2017. 1 out. 2018. Disponível em: https://agenciadenoticias.ibge.gov.br/agencia-noticias/2012-agencia-de-noticias/noticias/20980-numero-de-idosos-cresce-18-em-5-anos-e-ultrapassa-30-milhoes-em-2017. Acesso em: 9 set. 2019.

TWENGE, Jean M. IGen: Why Today's Super-Connected Kids Are Growing Up Less Rebellious, More Tolerant, Less Happy - and Completely Unprepared for Adulthood - and What That Means for the Rest of U. 2. ed. Nova York: Atria Books, 2017.

Capítulo 3: Não envelheça antes do tempo

GRIERSON, Bruce. What Makes Olga Run?: The Mystery of the 90-Something Track Star and What She Can Teach Us About Living Longer, Happier Lives. Londres: St. Martin's Griffin, 2016.

Juan Ponce de León. Disponível em: https://escola.britannica.com.br/artigo/Juan-Ponce-de-Le%C3%B3n/482252. Acesso em: 9 set. 2019.

Capítulo 4: Metabolismo

ANGELO, Lu. Dieta paleolítica: o que é, o que comer e o que evitar. 8 ago. 2016. Disponível em: https://revistamarieclaire.globo.com/Beleza/noticia/2016/08/dieta-paleolitica-o-que-e-o-que-comer-e-o-que-evitar.html. Acesso em: 9 set. 2019.

DIAS, Isabela. Dieta cetogênica: confira o plano alimentar completo para seguir durante sete dias. 12 jul. 2015. Disponível em: http://gnt.globo.com/bem-estar/materias/dieta-cetogenica-confira-o-plano-alimentar-completo-para-seguir-durante-sete-dias.htm. Acesso em: 9 set. 2019.

Dieta mediterrânea: tudo o que você precisa saber. 4 mar. 2013. Disponível em: https://escola.britannica.com.br/artigo/Juan-Ponce-de-Le%C3%B3n/482252. Acesso em: 9 set. 2019.

Dietas baixas em carboidratos. Disponível em: https://pt.wikipedia.org/wiki/Dietas_baixas_em_carboidratos. Acesso em: 9 set. 2019.

Capítulo 5: Os hormônios em sua vida

Mamadeiras precisam de selo do Inmetro contra substância nociva. 4 nov. 2015. Disponível em: http://g1.globo.com/jornal-nacional/noticia/2015/11/mamadeiras-precisam-de-selo-do-inmetro-contra-substancia-nociva.html. Acesso em: 9 set. 2019.

NETO, Carmo Gallo. Análises revelam risco de contaminação em mamadeiras. 11 out. 2018. Disponível em: https://www.unicamp.br/unicamp/ju/noticias/2018/10/11/analises-revelam-risco-de-contaminacao-em-mamadeiras. Acesso em: 9 set. 2019.

Capítulo 6: Psiconeuroimunoendocrinologia

MATHEWS, Herbert L.; JANUSEK, Linda Witek. Epigenetics and Psychoneuroimmunology: Mechanisms and Models. 25 jan. 2011. Disponível em: https://www.ncbi.nlm.nih.gov/pmc/articles/PMC2991515/. Acesso em: 9 set. 2019.

MARSHALL, Herbert L. G. D. The Adverse Effects of Psychological Stress on Immunoregulatory Balance: Applications to Human Inflammatory Diseases. 1 fev. 2011. Disponível em: https://www.ncbi.nlm.nih.gov/pmc/articles/PMC2991159/. Acesso em: 9 set. 2019.

Capítulo 7: Genética, nutrigenética, nutrigenômica

COSTA, Ronaldo de Jesus. Farmacogenômica. Disponível em: https://www.portaleducacao.com.br/conteudo/artigos/farmacia/farmacogenetica-efarmacogenomica/9849. Acesso em: 9 set. 2019.

Genética humana. Disponível em: https://pt.wikipedia.org/wiki/Gen%C3%A9tica_humana. Acesso em: 9 set. 2019.

Laboratórios que fazem testes genéticos no Brasil:
DGLab: https://www.dglab.com.br/
Rocha Lima: http://rochalima.com.br/blog/perfil-nutrigenetico/

LOPES, Samyr C. Nutrigenética e nutrigenômica. 2015. Disponível em: http://www.ufjf.br/naorigen/files/2015/07/Nutrigenetica.pdf. Acesso em: 9 set. 2019.

O projeto genoma humano. Disponível em: http://genoma.ib.usp.br/sites/default/files/projeto-genoma-humano.pdf. Acesso em: 9 set. 2019.

ROGERO, Dr. Marcelo M. O que os genes têm a ver com a nutrição. 18 abr. 2017. Disponível em: https://saude.abril.com.br/blog/alimente-se-com-ciencia/o-que-os-genes-tem-a-ver-com-a-nutricao/. Acesso em: 9 set. 2019.

Capítulo 8: Obesidade

10 Reasons Why the Japanese Have Avoided the Obesity Crisis. Disponível em: https://coach.nine.com.au/latest/10-reasons-why-the-japanese-have-avoided- -the-obesity-crisis/5ce477ce-f3be-4a4d-a1a9-da0ff4ee812c#1. Acesso em: 9 set. 2019.

AUTORES, Vários. Changing the Future of Obesity: Science, Policy and Action. 27 ago. 2011. Disponível em: https://www.ncbi.nlm.nih.gov/pmc/articles/PMC3417037/. Acesso em: 9 set. 2019.

AUTORES, Vários. Economic Burden of Obesity: A Systematic Literature Review. 19 abr. 2017. Disponível em: https://www.ncbi.nlm.nih.gov/pmc/articles/PMC5409636/. Acesso em: 9 set. 2019.

AUTORES, Vários. Why Primary Obesity is a Disease?. 22 maio 2019. Disponível em: https://www.ncbi.nlm.nih.gov/pmc/articles/PMC6530037/. Acesso em: 9 set. 2019.

Brasileiros atingem maior índice de obesidade nos últimos treze anos. 25 jul. 2019. Disponível em: http://www.saude.gov.br/noticias/agencia-saude/45612-brasileiros-atingemmaior-indice-deobesidade-nos-ultimos-treze-anos. Acesso em: 9 set. 2019.

Brasileiros estão entre os 10 maiores consumidores globais de refrigerantes, vilões da saúde. 13 abr. 2019. Disponível em: https://www.bbc.com/portuguese/geral-47806485. Acesso em: 9 set. 2019.

CREGAN-REID, Vybarr. Por que estamos vivendo a era da cadeira. 14 dez. 2018. Disponível em: https://www.bbc.com/portuguese/vert-fut-46547714. Acesso em: 9 set. 2019.

FAO pede medidas fortes para combater a pandemia global da obesidade. 29 jul. 2019. Disponível em: https://nacoesunidas.org/fao-pede-medidas-fortes-para-combater-a-pandemia-global-da-obesidade/. Acesso em: 9 set. 2019.

FRANCO, Sandra. Os reflexos da obesidade na saúde pública e privada. 1 jun. 2018. Disponível em: https://politica.estadao.com.br/blogs/fausto-macedo/os-reflexos-da-obesidade-na-saude-publica-e-privada/. Acesso em: 9 set. 2019.

Global Obesity Rates Expected to Soar in Next Decade. 1 abr. 2016. Disponível em: https://www.nhs.uk/news/obesity/global-obesity-rates-expected-to-soar-in-next-decade/. Acesso em: 9 set. 2019.

GRANDA, Alana. Mais da metade dos brasileiros está acima do peso. 6 abr. 2019. Disponível em: http://agenciabrasil.ebc.com.br/saude/noticia/2019-04/mais-da-metade-dos-brasileiros-esta-acima-do-peso. Acesso em: 9 set. 2019.

KOLETZKO, Berthold. Childhood Obesity. Disponível em: https://journals.lww.com/jpgn/Fulltext/2016/07001/Childhood_Obesity___Current_Situation_and_Future.7.aspx. Acesso em: 9 set. 2019.

LISBÔA, Gabriela. Número de diabéticos no Brasil deve dobrar nos próximos 30 anos. 2 set. 2018. Disponível em: https://noticias.r7.com/saude/numero-de-diabeticos-no-brasil-deve-dobrar-nos-proximos-30-anos-02092018. Acesso em: 9 set. 2019.

Most Obese Countries 2019. Disponível em: http://worldpopulationreview.com/countries/most-obese-countries/. Acesso em: 9 set. 2019.

Obesity and Overweigth. Disponível em: https://www.who.int/dietphysicalactivity/media/en/gsfs_obesity.pdf. Acesso em: 9 set. 2019.

Obesity in the United States. Disponível em: https://en.m.wikipedia.org/wiki/Obesity_in_the_United_States. Acesso em: 9 set. 2019.

OLIVEIRA, Michele L. Estimativa dos custos da obesidade para o Sistema Único de Saúde do Brasil. 111, 4 abr. 2013. Disponível em: http://actbr.org.br/uploads/arquivo/980_Custo_obesidade_SUS_04_04_13.pdf. Acesso em: 9 set. 2019.

'Prato feito' brasileiro tem tamanho exagerado e excesso de calorias. 11 jan. 2019. Disponível em: https://www.bbc.com/portuguese/geral-46831371. Acesso em: 9 set. 2019.

RITCHIE, Hannah. Carne na alimentação: quais países lideram o ranking?. 9 fev. 2019. Disponível em: https://www.bbc.com/portuguese/geral-47125834. Acesso em: 9 set. 2019.

The Cost of Obesity in America. 12 mar. 2018. Disponível em: https://publichealthonline.gwu.edu/blog/cost-of-obesity-in-us/. Acesso em: 9 set. 2019.

VEIGA, Edison. 'Mapa das bebidas' revela: leite é coisa de nórdico e refrigerante, de latino-americano. 24 jun. 2019. Disponível em: https://www.bbc.com/portuguese/brasil-48561010. Acesso em: 9 set. 2019.

Capítulo 9: Células-tronco

Células-tronco. 20 maio 2015. Disponível em: http://bvsms.saude.gov.br/dicas-em-saude/1085-celula-tronco. Acesso em: 9 set. 2019.

HALFORD, Bethany. Carbon Nanofibers and Stem Cells Regenerate Lost Neurons in Rats. 18 set. 2006. Disponível em: https://pubs.acs.org/doi/abs/10.1021/cen-v084n038.p014a. Acesso em: 9 set. 2019.

O primeiro músculo humano desenvolvido a partir de células-tronco. 11 jan. 2018. Disponível em: https://ofuturodascoisas.com/o-primeiro-musculo-humano-desenvolvido-partir-de-celulas-tronco/. Acesso em: 9 set. 2019.

Sanford Burnham Prebys Medical Discovery Institute. Functional Hair Follicles Grown from Stem Cells. 27 jun. 2019. Disponível em: https://www.sciencedaily.com/releases/2019/06/190627171549.htm. Acesso em: 9 set. 2019.

The Mount Sinai Hospital / Mount Sinai School of Medicine. Certain Placental Stem Cells Can Regenerate Heart After Heart Attack. 20 maio 2019. Disponível em: https://www.sciencedaily.com/releases/2019/05/190520171622.htm. Acesso em: 9 set. 2019.

Transdiferenciação: a tecnologia que está revolucionando a Neurociência. 29 jun. 2018. Disponível em: https://ofuturodascoisas.com/transdiferenciacao-a-tecnologia-que-esta-revolucionando-a-neurociencia/. Acesso em: 9 set. 2019.

Vários Autores. Tissue-Engineering the Intestine: The Trials before the Trials. 6 jun. 2019. Disponível em: https://www.ncbi.nlm.nih.gov/pubmed/31173715. Acesso em: 9 set. 2019.

Wellcome Trust Sanger Institute. Major Stem Cell Discovery to Boost Research into Development and Regenerative Medicine. 3 jun. 2019. Disponível em: https://www.sciencedaily.com/releases/2019/06/190603124610.htm. Acesso em: 9 set. 2019.

Capítulo 10: Nanotecnologia

A primeira fábrica de produção nanorobótica. 20 jan. 2019. Disponível em: https://ofuturodascoisas.com/a-primeira-fabrica-de-producao-nanorobotica/. Acesso em: 9 set. 2019.

Forças intermoleculares ou forças de Van der Waals.. Disponível em: https://alunosonline.uol.com.br/quimica/forcas-intermoleculares-ou-forcas-van-der-waals.html. Acesso em: 9 set. 2019.

Grupo de nanomedicina e nanotoxicologia. Disponível em: https://www2.ifsc.usp.br/portal-ifsc/grupo-de-nanomedicina-e-nanotoxicologia/. Acesso em: 9 set. 2019.

Israel: retina artificial poderá devolver visão a cegos. 18 jun. 2019. Disponível em: https://www.oftalpro.pt/2019/06/18/retina-artificial-podera-devolver-visao-a-cegos/. Acesso em: 9 set. 2019.

Nanobots: Fact or Fantasy. 15 ago. 2016. Disponível em: https://bigpictureeducation.com/nanobots-fact-or-fantasy. Acesso em: 9 set. 2019.

ROMANELLI , Dr. Pedro. Cientistas estão usando nano robôs para combater o câncer. 8 fev. 2019. Disponível em: http://saudedohomembh.com.br/cientistas-estao-usando-nano-robos-para-combater-o-cancer/. Acesso em: 9 set. 2019.

Source: Polytechnique Montréal. Legions of Nanorobots Target Cancerous Tumors With Precision. 15 ago. 2016. Disponível em: https://www.sciencedaily.com/releases/2016/08/160815134945.htm. Acesso em: 9 set. 2019.

VÁRIOS autores. A Self-Assembled Nanoscale Robotic Arm Controlled by Electric Fields. 19 jan. 2018. Disponível em: https://science.sciencemag.org/content/359/6373/296.abstract. Acesso em: 9 set. 2019.

VÁRIOS autores. Human Brain/Cloud Interface. 29 mar. 2019. Disponível em: https://www.frontiersin.org/articles/10.3389/fnins.2019.00112/full. Acesso em: 9 set. 2019.

Fábrica de produção nanorobótica
https://ofuturodascoisas.com/a-primeira-fabrica-de-producao-nanorobotica/

https://science.sciencemag.org/content/359/6373/296.abstract

Polytechnique Montréal. "Legions of nanorobots target cancerous tumors with precision: Administering anti-cancer drugs redefined." Science Daily, 15 ago. 2016. www.sciencedaily.com/releases/2016/08/160815134945.htm

https://www.nanopartikel.info/en/nanoinfo/cross-cutting/2717-nanobots

Nanobots – Fact or fantasy?
https://bigpictureeducation.com/nanobots-fact-or-fantasy

Human Brain/Cloud Interface
https://www.frontiersin.org/articles/10.3389/fnins.2019.00112/full

Capítulo 11: Formas Farmacêuticas

Implante intraocular garante tratamento mais eficaz contra doenças oftamológicas. 12 jul. 2014. Disponível em: https://jornaldebrasilia.com.br/cidades/implante-intraocular-garante-tratamento-mais-eficaz-contra-doencas-oftamologicas/. Acesso em: 9 set. 2019.

Micro-implante libera medicamentos no organismo durante um ano. 28 fev. 2018. Disponível em: https://www.inovacaotecnologica.com.br/noticias/noticia.php?artigo=micro-implante-libera-medicamentos-no-organismo-durante-um-ano&id=010110080228#.XXaZt0gvzIU. Acesso em: 9 set. 2019.

Sistemas Transdérmicos. Disponível em: https://www.portaleducacao.com.br/conteudo/artigos/farmacia/sistemas-transdermicos/32009. Acesso em: 9 set. 2019.

VÁRIOS atores. Implantes subcutâneos. Disponível em: https://www.portaleducacao.com.br/conteudo/artigos/farmacia/implantes-subcutaneos/48645. Acesso em: 9 set. 2019.

Polytechnique Montréal. "Legions of nanorobots target cancerous tumors with precision: Administering anti-cancer drugs redefined." Science Daily, 15 ago. 2016. Disponível em: www.sciencedaily.com/releases/2016/08/160815134945.htm

https://www.nanopartikel.info/en/nanoinfo/cross-cutting/2717-nanobots

Nanobots – Fact or fantasy?
https://bigpictureeducation.com/nanobots-fact-or-fantasy

Human Brain/Cloud Interface
https://www.frontiersin.org/articles/10.3389/fnins.2019.00112/full

Capítulo 12: Telemedicina

CANCIAN, Natália; COLLUCCI, Cláudia. Telemedicine Ready to Grow in Brazil. 20 fev. 2019. Disponível em: https://www1.folha.uol.com.br/internacional/en/scienceandhealth/2019/02/telemedicine-ready-to-grow-in-brazil.shtml. Acesso em: 9 set. 2019.

Conselheiros do CFM revogam a Resolução nº 2.227/2018, que trata da Telemedicina. 22 fev. 2019. Disponível em: https://portal.cfm.org.br/index.php?option=com_content&view=article&id=28096:2019-02-22-15-13-20&catid=3. Acesso em: 9 set. 2019.

Telemedicina: CFM amplia o prazo para o recebimento de propostas. 6 maio 2019. Disponível em: https://sindmepa.org.br/2019/05/telemedicina-cfm-amplia-o-prazo-para-o-recebimento-de-propostas/. Acesso em: 9 set. 2019.

Telemedicine: Opportunities and Development in Member States. 20 fev. 2019. Disponível em: https://www.who.int/goe/publications/goe_telemedicine_2010.pdf. Acesso em: 9 set. 2019.

VÁRIOS autores. Psychoneuroimmunoendocrinology: Clinical Implications. 6 jun. 2017. Disponível em: https://www.ncbi.nlm.nih.gov/pmc/articles/PMC5460476/. Acesso em: 9 set. 2019.

Capítulo 13: Robótica

All Best Advanced Humanoid Robots Until 2019 Ep. 03 || Male Version. Disponível em: https://www.youtube.com/watch?v=GrQ9c5hmbFE. Acesso em: 9 set. 2019.

All Best Artificial Intelligence Humanoid Robots Until 2019 || Female Version. Disponível em: https://www.youtube.com/watch?v=wujTSaSn7I0. Acesso em: 9 set. 2019.

CARVALHO, Caio. Neuroengenheira brasileira cria exoesqueleto para pessoas voltarem a andar. 13 maio 2017. Disponível em: https://www.tecmundo.com.br/exoesqueleto/116658-neuroengenheira-brasileira-cria-exoesqueleto-pessoas-voltarem-andar.htm. Acesso em: 9 set. 2019.

EVANS, John M.; KRISHNAMURTHY, Bala. HelpMate, the Trackless Robotic Courier: A Perspective on the Development of a Commercial Autonomous Mobile Robot. 18 jun. 2005. Disponível em: https://sindmepa.org.br/2019/05/telemedicina-cfm-amplia-o-prazo-para-o-recebimento-de-propostas/https://link.springer.com/chapter/10.1007/BFb0030806. Acesso em: 9 set. 2019.

Researchers Have Successfully Made First-Ever Robotic Arm that Can be Controlled by Your Mind. 30 jun. 2019. Disponível em: https://www.goodnewsnetwork.org/first-robotic-arm-controlled-noninvasively-by-your-mind/. Acesso em: 9 set. 2019.

SHAER, Matthew. Is This the Future of Robotic Legs?. 2014. Disponível em: https://www.smithsonianmag.com/innovation/future-robotic-legs-180953040/. Acesso em: 9 set. 2019.

SOFGE, Erik. Brain-Controlled Bionic Legs Are Finally Here. 20 maio 2015. Disponível em: https://www.popsci.com/brain-controlled-bionic-legs-are-here-no-really/. Acesso em: 9 set. 2019

Sofia, o robot mais inteligente do mundo | Vodafone Future. Disponível em: https://www.youtube.com/watch?v=wCK_izn-KPk. Acesso em: 9 set. 2019.

SUMARES, Gustavo. Empresa lança nos Estados Unidos exoesqueleto para pacientes com lesão vertebral. 22 mar. 2018. Disponível em: https://olhardigital.com.br/noticia/empresa-lanca-nos-eua-exoesqueleto-para-pacientes-com-lesao-vertebral/74381. Acesso em: 9 set. 2019.

Surgery's Past, Present and Robotic Future-TED Talks. Disponível em: https://www.youtube.com/watch?v=Q4ZFud69hfc. Acesso em: 9 set. 2019.

Veja como funciona o Da Vinci, robô cirurgião de $6 milhões. Disponível em: https://setorsaude.com.br/veja-como-funciona-o-da-vinci-robo-cirurgiao-de-r-6-milhoes/. Acesso em: 9 set. 2019.

Capítulo 14: Exames, diagnósticos, A.I. e IOT

A Review of Wearable Technology in Medicine. Disponível em: https://www.researchgate.net/publication/305442998_A_review_of_wearable_technology_in_medicine. Acesso em: 9 set. 2019.

DUSHEC, Jennie. Diagnose This. Disponível em: https://stanmed.stanford.edu/2016fall/the-future-of-health-care-diagnostics.html. Acesso em: 9 set. 2019.

How Wearable Tech is Taking Over the Healthcare Industry. Disponível em: https://sightcall.com/wearable-tech-taking-healthcare-industry/. Acesso em: 9 set. 2019.

IBM Watson for Oncology. Disponível em: https://www.ibm.com/br-pt/marketplace/clinical-decision-support-oncology. Acesso em: 9 set. 2019.

IVANOVS , Alex. Augmented Reality (AR): Trends, Frameworks, and Tools. 5 mar. 2019. Disponível em: https://geekflare.com/augmented-reality-trends/. Acesso em: 9 set. 2019.

JAMES, MEITAL. The 3 Best Portable Infrared Vein Finders. 14 jul. 2019. Disponível em: https://www.infrared-light-therapy.com/infrared-vein-finder/. Acesso em: 9 set. 2019.

LOLESKA, Sofija. The Use of Smartphone in Medical Practice. Disponível em: https://www.researchgate.net/publication/324604815_The_Use_of_Smartphone_in_Medical_Practice (download de PDF). Acesso em: 9 set. 2019.

MASHAMBANHAKA, Farai. 3D Printing in Medicine. 17 mar. 2019. Disponível em: https://all3dp.com/2/3d-printing-in-medicine-the-best-applications/. Acesso em: 9 set. 2019.

O mercado brasileiro da Medicina Nuclear. 5 out. 2017. Disponível em: http://portalhospitaisbrasil.com.br/artigo-o-mercado-brasileiro-da-medicina-nuclear/. Acesso em: 9 set. 2019.

O que você precisa saber sobre IOT (INTERNET OF THINGS). 22 abr. 2019. Disponível em: https://nhs.com.br/o-que-voce-precisa-saber-sobre-iot-internet-of-things/. Acesso em: 9 set. 2019.

RUCKER, Michael. PRINT 5 Ways Your Smartphone Is Now a Medical Device. 7 jun. 2017. Disponível em: https://www.verywellhealth.com/four-ways-your-smartphone-is-now-a-medicaldevice-1739154. Acesso em: 9 set. 2019.

SUS incorpora exame PET-CT para monitorar pacientes com câncer. 23 abr. 2014. Disponível em: http://g1.globo.com/bemestar/noticia/2014/04/sus-incorpora-exame-pet-ct-para-monitorar-pacientes-com-cancer.html. Acesso em: 9 set. 2019.

Top Smart Algorithms in Healthcare. 5 fev. 2019. Disponível em: https://medicalfuturist.com/top-ai-algorithms-healthcare. Acesso em: 9 set. 2019.

VÁRIOS autores The Future of Technologies for Personalised Medicine. Disponível em: https://pure.mpg.de/rest/items/item_1719412/component/file_1739238/content. Acesso em: 9 set. 2019.

VÁRIOS autores. PET e SPECT em Neurologia e Psiquiatria: do básico às aplicações clínicas. Disponível em: http://www.scielo.br/scielo.php?script=sci_arttext&pid=S1516-44462001000500003&lng=pt&tlng=pt. Acesso em: 9 set. 2019.

VENTOLA, C. L. Medical Applications for 3D Printing: Current and Projected Uses. Disponível em: https://www.ncbi.nlm.nih.gov/pmc/articles/PMC4189697/. Acesso em: 9 set. 2019.

Este livro foi impresso pela gráfica
Loyola em papel pólen bold 70 g
em outubro de 2019.